大展好書　好書大展

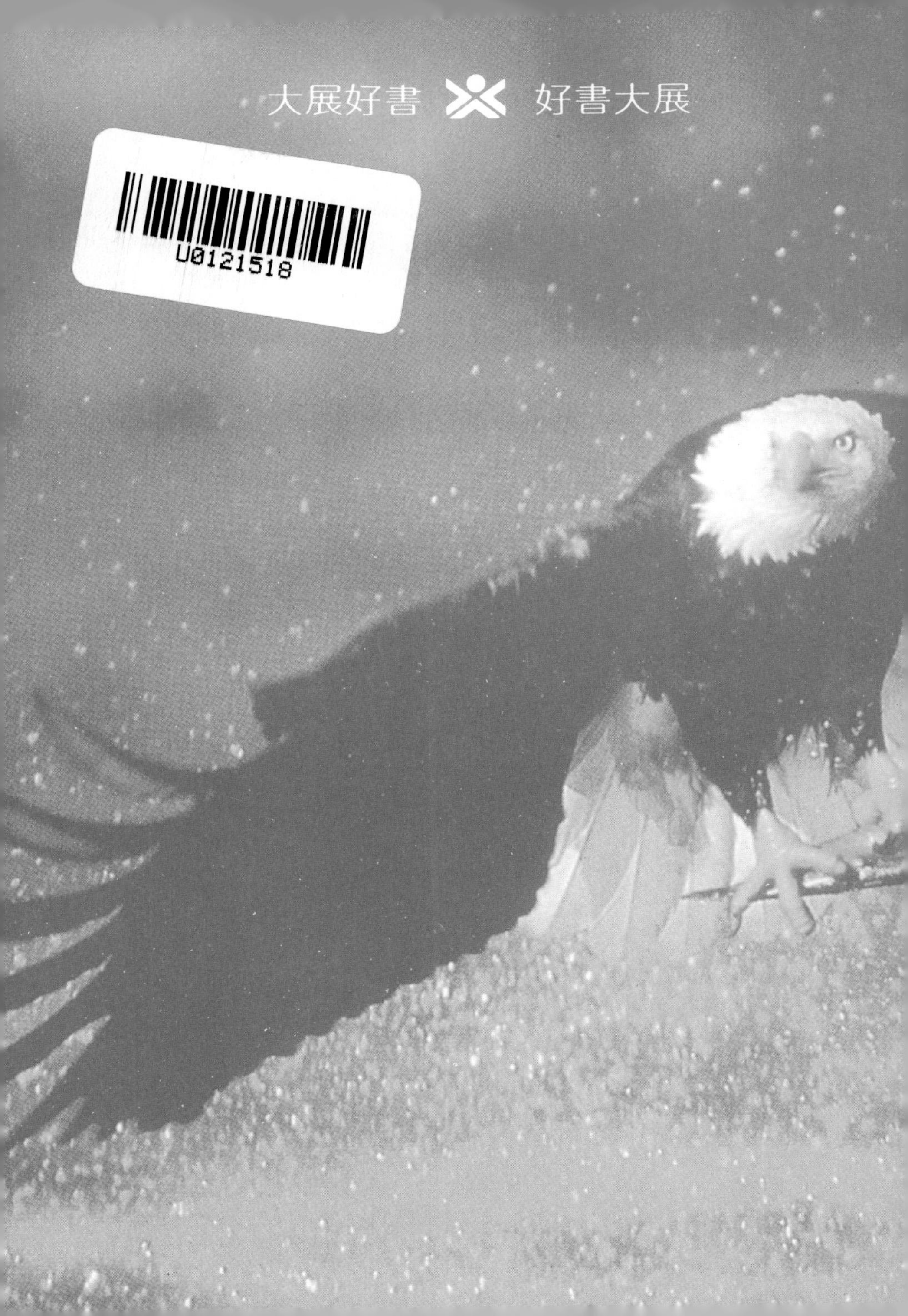

家庭醫學保健
25

高效果指壓法

五十嵐康彦／著
王　苗　花／譯

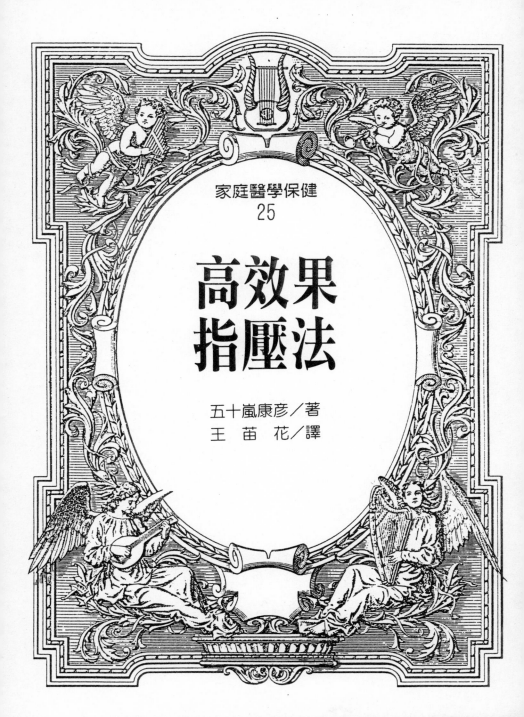

前言

十幾年前，以漢方醫療為主體的治療備受矚目，成為世人的話題。最近再度掀起指壓旋風，不論是上班族或職業婦女，從中高年齡層到年輕層都大為流行。

顯著的例子之一就是「快速按摩」。這和昔日在專門治療院接受真正的指壓治療不同，只花十、十五分鐘些許的時間，輕鬆進行指壓按摩服務的新系統登場了。像這種「輕鬆指壓」充斥於街頭，深受好評。

黃昏下了班的職業婦女一舉擁入這些店中，甚至大排長龍等待，可見得的確受人歡迎。事實上，一旦接受過指壓按摩之後，就覺得神清氣爽，會再度前往店中光顧。

這股沸騰的風潮，也在電視或報章雜誌爭相報導，相信各位都知道吧！

但是，仔細想一想，這種指壓按摩人氣過熱的現象，當然有其偉大的效用存在。指壓是以中國五千年穴道療法為基礎，是能夠有效治療疾病、增進健康的方法，這也是眾所周知的事實。

這個療法所使用的「用具」惟獨手而已，即使再忙的人，也能輕鬆地接受簡單的治療。因此，對於忙碌、承受壓力的現代人而言，當然會爭相前往接受指壓按摩。

不過，儘管指壓旋風高漲，現代人對於指壓的了解並不透徹。我認為有很多人並不了解這個療法真正的價值、威力及其正確的姿態。亦即多數人對於指壓只有膚淺的了解，而其真髓，也就是本體的部分被忽略了。對此，我深以為憾。

以往，我會建議眾人進行指壓按摩，雖然對於他人讚美指壓的效果，我會感到欣慰，但是仍有些許的不滿。

我不希望一般人把指壓當成暫時性的旋風，而應該要更為深入地了解其深奧，接觸精髓，同時學會基本技巧，如此就能夠使效果提升數十倍。這種想法在腦海中一直揮之不去。

事實上，指壓是一種超乎眾人想像，而且力量深不可測的革命性療法。目前許多人仍未能察覺它既深且廣的效果。

雖然進行指壓按摩時，只要在穴道周邊按摩幾下，即能得到不錯的效果。但是，如果你學會了使指壓力量得以完全施展的秘訣，並且培養一些簡單的技術，就能將其效果發揮至最完美的境界。

以往一般人的觀念，總認為必須到指壓中心才能得到專業的服務。而市面上現有的指壓書籍多為專業人士所作，艱澀難懂；其他有關的書籍，說明又略嫌不足。以致忙碌的現代人，既無時間至專門院所接受真正的指壓治療，若遇上突發狀況，平日所學又無法發揮作用。所以，如果有一本能夠指導如何在家學習指壓技巧的書，對現代人來說實在是一大福音。

本書即是希望各位能夠了解指壓的精髓及秘訣，因此，簡單的為各位介紹基本的技巧，並且明確指出活用指壓之道。這在我國算是一劃時代的創新作法。

總之，這是一本以穴道療法中的指壓療法為基礎，再加上按摩術、整骨療法等最尖端醫療技術的現代「指壓教材」。關於指壓在療法的基本技巧，本書自當詳加說明，俾使各位在遇到突發狀況時，亦能應付自如。

此外，在症狀別的指壓法中，本書也列舉了許多困擾現代人的慢性病，如精神症、壓力性疾病等的特效穴道，希望儘可能的對大家有所助益。

這本書對活在殘酷時代的現代人而言，無疑是一道維護健康的最後防線。因為壓力性疾病而感到煩惱的人士，尤其是女性朋友，一定要牢記此語，以時時保持最佳的健康狀態。

在即將迎向二十一世紀的今天，希望各位能夠認真思考傳統的指壓療法，之所以再度被發揚光大的原因，共創時代的健康新觀念。

五十嵐　康彥

感謝妻子陳先芝

目錄

第二章　使指壓效果增加數倍的方法

第三章 症狀別指壓法

第1章 指壓神奇力量的秘密

「指壓」「既古且新」的革命性療法

「指壓旋風」再度出現

我將要為各位介紹的指壓按摩，對於活在現代的人而言，是一必要不可或缺的健康法及疾病治療法。

但是，最初指出這一點的並不是我，也不是其他的醫療相關者。事實上，讓我有這種想法的是，一位年輕女性的一句話。

兩年前，我以漢方醫療的專家身分應邀至某企業演講時，在等候室遇見一位幫忙會務的小姐。這位年約二十五歲的年輕職員，在提醒我上台時間的時候，眉頭深鎖、面有菜色，似乎非常痛苦的樣子。

我便問她：「妳是不是不舒服啊？」她回答我，近日工作時頗為頭痛所苦。

平日在總務科工作的她，每天需面對電腦等ＯＡ機器，及製作文件等許多繁雜的事務，而且人際關係也令她煞費心思。由於神經使用過度，造成壓力積存而產生了頑固的頭痛現象。

像她這種從事耗損神經工作的人，經常出現的「職業病」，不只是她們這些上班女性，忙碌的現代企業戰士，也會有這種新的「現化病」出現。

「我立刻去買頭痛藥來吃，您不用擔心！」但是我認為這樣隨便服用成藥非常不好，於是建議：「妳先不要服用藥物，按照我說的去做。按摩頭痛的特效穴『百會』，再按摩後頸窩的『天柱』穴附近，另外請同事幫妳按摩肩膀上的

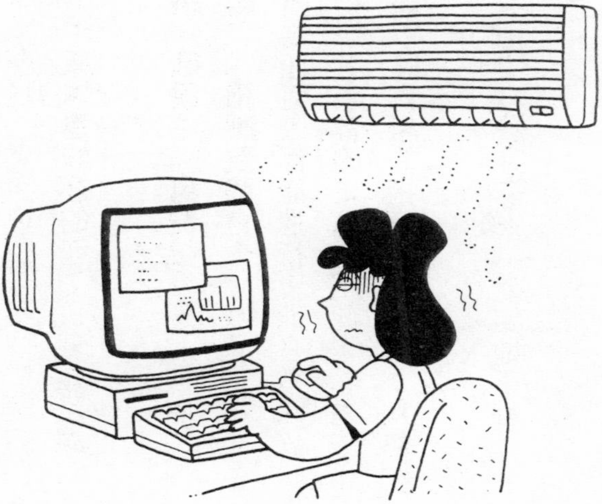

『肩井』穴。仔細揉捏後仍然無法治癒的話，再服用成藥好了。」

當我演講完回到等候室時，她笑著在那兒等我。她開口的第一句話是：「照您的話去做後，頭痛就完全痊癒了！原本還好痛的哩！這實在是讓我感到太不可思議了！」

兩週後，這位小姐又和我的治療所連絡。她說：「自從接受您的按摩治療之後，覺得非常舒服，於是就和朋友們開了『指壓親睦會』。我覺得這是對現代人而言，最適合、最好的健康法。因為任何人都能進行，而且效果安全、確實。可是找遍書局卻都找不到適合初學者學習的書籍。因此，希望先生能夠簡單、明瞭的說明指壓的效果。您願不願寫新的指壓解說書呢？我想這不只是先生的責任，也是義務吧！」

既然她這麼說，我也不願意讓她失望。因此，我寫這本書，就如她所言，算是「盡義務」吧！

這件事同時也說明了指壓對現代人的健康管理而言，的確是一項堪稱福音的治療法。而且也如實證明效果非常良好。

此外，還有以下的例子：

十年來一直到我的治療院就診（也許正確說法是來玩吧！）的七十幾歲老翁，自從到我這兒來後，就不再接受醫院的照顧了。身體有點狀況或體調不好時，就會請他的妻子進行指壓按摩。這幾乎已成為他每日的課程，而且也能恢復元氣。

「有指壓後，就不再需要醫生了。」

這句話幾乎成了他的口頭禪。當然，這種說法似嫌誇張，但是，除了少數特殊疾病，症狀無法施以指壓治療外，它幾乎對所有的疾病都有效。

正如故事中的主角所言，現在街頭巷尾隨處可見「十分鐘指壓」、「十五分鐘指壓」的宣傳字眼。為什麼「指壓」又再度掀起熱潮？形成另一個「指壓」時代呢？

第一個理由，就是因為它效果穩定、確實，而且非常的好。具有五千年歷史的中國穴道理論衍生出來的「指壓」療法，對於慢性病、成人病等都有顯著的效果，已是眾所皆知的事實。就連我自己十多年的慢性腰痛和肩膀酸痛，僅僅花了幾分鐘的指壓治療就完全消失了。

所以「指壓」效果可以說是一種奇蹟療法。

效果穩定、對身體溫和又具有即效性，這就是「指壓」的一大優點。原本「指壓」的基礎——穴道療法，就是藉由人體原本的生命力，來改善「氣血的流通」，即從根本改善疾病。因此，能自然對身體產生作用，又不致出現西方醫學療法的副作用。

「現代指壓」的決定版

「指壓」另有一項效用就是精神安定效果，能夠使精神放鬆、心情平靜。令現代人感到煩惱的壓力性疾病、或是自律神經系統的症狀，是「指壓」最拿手的範圍。

事實勝於雄辯，本書所說的「指壓」按摩，你可以選出任何一項來嘗試，都會覺得神清氣爽、舒服極了！如果稍微感到疲勞或有壓力時，只要藉著指壓，就會使其煙消雲散。

而「指壓」的最大優點，就是任何人在任何時候都可以隨時進行。不需要「時間」、不需要「工具」，確實為一簡單方便的治療法與健康增進法。

如果要使用「工具」的話，那就是手、手掌、手指而已。這種只需要用手按、壓、揉、捏患部即可有效治療慢性疾病的療法，就是它何以能掀起旋風的原因了。

本書所介紹的「指壓」是根據中國五千年歷史的穴道療法中的指壓療法，加上現代最先進的運動按摩等技術，同時再納入氣功的優點而產生的劃時代「指壓」。比起舊式的指壓方法，效果要增強好幾倍，所以我稱之為「指壓」的決定版。

生活在殘酷壓力時代裡的人們，實應將此書視為『健康聖經』，而這也是本書的目的及願望。

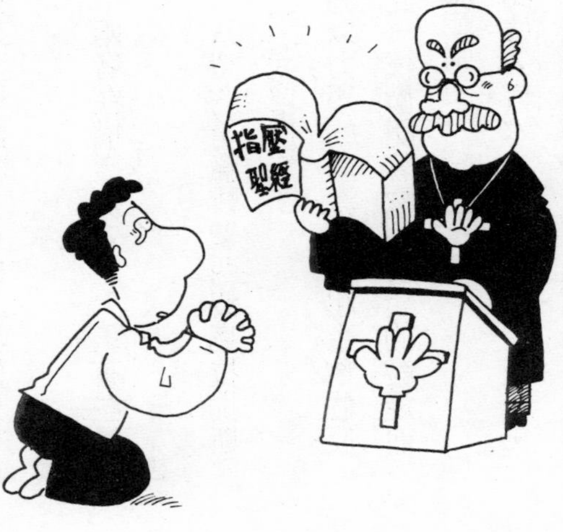

「指壓」與按摩是兩回事

「指壓」究竟是什麼？又該如何讓它發揮最大效能呢？在此，我們先來探討指壓的構造。

一般人認為「指壓」就是按摩。事實上，兩者在構造及效果上仍有些微的差距。

按摩的歷史可遠溯至西元前四～五世紀，當時的希臘醫聖西波克拉提斯就曾極力倡導：「醫師除了學習醫術學理外，還要懂得按摩。」

按摩本指按摩者的手對被按摩者的皮膚施以力學的刺激，引起生物體反應，藉此調整身體機能、增進健康的方法。此一技術隨著歐洲醫術的發達而逐漸體系化。近年來更廣泛運用在復健等醫療範圍內。

古代的按摩——「導引按蹻」術，由中國傳入日本，俗稱「揉療法」。直到今日仍深受大眾喜愛。所謂「導引」，是指活動筋骨、疏通關節；「按蹻」則是按壓皮肉、快速上抬手腳。簡言之，前者是將「氣」導入體內的體操法；後者是指壓技術、運動關節法的總稱。

我們現在就是將按摩的優缺點互補，並結合東西方醫術，將其應用在臨床醫學上。

指壓基礎在於經穴、經絡理論

這裡的指壓是指古代中國的按摩施術，加入柔道的活法和導引等要素，再納入整骨療法等美國各種整體術而建立的體系治療法。

指壓歷史較淺，它曾因浪越德治郎的「指壓之心為母心……」這句名言而掀起旋風。

指壓是東方醫學理論的支柱，也是以經穴（穴道）、經絡理論為主而成立的療法。若要了解其效果及其構造，就必須先明白何謂穴道與經絡。

東方醫學認為，所有的疾病都是由「氣血」這個循環系統的流通停滯所致。也就是說，只要「氣血」順暢，人體自然健康；一旦「氣血」不順，就會產生某些病痛。

「氣血」中的血，指的不只是血液，還包括了淋巴液等各種體液。「氣」則是「血」運行體內的動力。

「氣血」在人體內循環的通路就稱之為「經絡」。經絡偏佈全身，連絡內臟器官及四肢。

穴道是人體的信號機

本書所列舉的「經絡」有十四條。

我們俗稱的五臟六腑，事實上是六臟六腑，包括心臟、肺臟、肝臟、脾臟（包含胰臟）、腎臟、膽囊、胃、小腸、大腸、膀胱，再加上包住心臟的心包，以及控制荷爾蒙的三焦，共有十二臟腑。因此，各自的經絡應該有十二條。為了調節整個循環體系的運作，在身體正面中央處尚有縱向的任脈；在背面中央處，則有一延著背骨的督脈。加上此二條奇經（有八脈），總計十四條。

「氣血」的能量就是經由十四條經絡循環全身。而在經絡上有「氣血」的出發點，經過點及到達點。這些點就是經穴，也是我們所謂的穴道。

若要對穴道做進一步說明，只要把經絡這個能量的通道，視為是遍佈人體內的道路就能明瞭。

為了方便人車的流通，道路一定會設有信號機；而穴道就具有信號機的功能。在人體的十四條道路（經絡）上共同三百六十五個穴道。不過，根據東方許多醫學研究者的研究，又陸續發現了許多新的穴道，最近已經增加到將近一千個。

不過，本書所說的穴道只有五十個，而且每一個都具有非常好的效果，只要使用這些穴道，幾乎所有的症狀都能改善。而各位只要牢記針對自己病症所使用的穴道即可。

所以，談到指壓，各位只要具有一些穴道知識，任何人都能簡單的進行，並得到絕對滿意的結果。

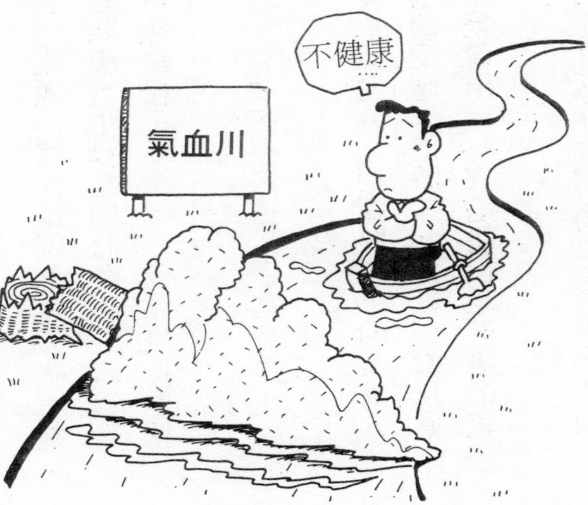

「指壓」可以做到診斷及治療

如同先前所言，東方醫學認為，「氣血」流通停滯、循環不良的狀態就是疾病。這狀態就是經絡所通過的肌肉或是內臟發生異常的證明。若將經絡譬喻成道路，道路某處發生塞車時，人車便無法暢行。這時，只要重新操作紅綠燈，就能使人車恢復順暢。

人體也是同樣的情形，人體發生問題時，只要按壓穴道這個紅綠燈，加以調節，就能使全身「氣血」能量保持平衡。

人體的確令人不可思議，例如：內臟發生問題時，相關經絡上的某處穴道，會出現酸痛、壓痛、發冷、發熱等特別的反應。這時，穴道就好像反應器一樣，能夠掌握身體狀況的好壞，並將訊號傳出。「穴道是反應健康的鏡子」此語一點兒也沒錯。

指壓不僅能夠改善症狀、治療疾病，同時亦能作為檢示自己健康與否的方法。指壓全身，如果感覺某處的穴道出現酸痛、壓痛等異常現象時，就表示與穴道有關的內臟或部位發出了警告信號。

由此看來，指壓最好是每天進行。

由陰陽組合所形成的漢方理論

在介紹穴道理論時，還必須探討另一個問題：東方醫學的理論基礎——「陰陽二元論」。

世間萬象皆由陰、陽構成——「男、女」、「明、暗」、「溫暖、寒冷」……。這也正是中國古代思想的基本理念。

陰陽說也包括人體的構造、體質或是治療法。人類亦分陰性型人、陽性型人，相對的治療法也有所不同。事實上，就連經絡也有陰經和陽經之分。

在陰陽說的理念下，疾病就是：

「陰經出現鬱血、陽經出現酸痛的現象。」

正確刺壓穴道以提高指壓效果，一定要具備此種陰陽二元的知識。因為對於不同性型的人，刺激的方法略有差別。若不了解陰陽性型，那麼指壓後很可能會出現反效果。

因此，各位必須先要分辨自己是屬於陰性，還是陽性。

人類可分為虛、實二型

漢方認為，陰性型為「虛」，陽性型為「實」。一般說來，身材細瘦、沒有元氣、臉色蒼白的人是屬於虛的體質；而身體壯碩、好動，臉色紅潤者是屬於實的體質。

指壓的絕竅是：體虛者，要柔軟、慢慢的按壓；體實者，則要快速、用力。

關於這些指壓方法，將在第二章中詳細為各位介紹。總之，如何刺激穴道使指壓效果更能提高，以往的相關書籍並沒有談及此點。所以我才自負的說：本書是指壓書籍的決定版。

指壓是中國五千年留傳下來，歷史悠久的療法，同時也納入近代的治療手法，為新的療法。

亦即以「溫故知新」為基礎，而出現的革命性的療法。

今後你希望每天過著健康的日子，還是過著不健康的生活，其關鍵就在於你是否能將指壓納入生活中。

多重的指壓效果

在此先簡單的為各位說明指壓效果的特徵，以及如何發現自己的穴道位置。

指壓的特徵如下：

(1)、不論男女老幼，任何人都能隨時隨地的進行。
(2)、不要豐富的知識、任何藥物、道具，只需要手指就能進行。
(3)、幾乎沒有任何副作用。
(4)、兼具診斷及治療的效果。
(5)、能使「氣血」順暢，具有修復

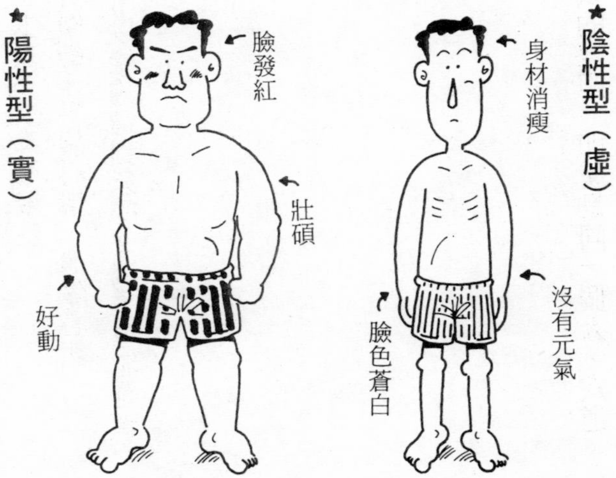

全身機能不均衡的作用。

(6)、與家人、朋友一同進行，還可建立良好的人際關係。

(7)、指壓後的舒適感能使副交感神經占優勢，平靜心情，消除心病。

(8)、因為是以人對人的方式來進行，所以能夠達到氣的交流，也能夠調整離子的平衡。

如何發現穴道位置

①、感覺有凹陷處。

②、感覺冰涼處。

③、皮膚表面粗糙。

④、抓起皮膚或揉捏時有刺激感。

⑤、抗電力較低，容易通電處。

此外，穴道位置因性別不同，也有些微的差距。即使是同一個人，穴道位置也會因為日子或時間的不同而有些許的移動。這一點各位一定要牢記在心。

不健康的時代，輪到指壓上場

●指壓具有極高的消除壓力效果

最近，指壓大受年輕人的歡迎，都市近郊各處皆有指壓中心、按摩中心陸續開張。這股旋風的形成正說明了現代人真的希望能夠擁有健康的身體。

在這個如此重視健康的時代裡，指壓何以能成為現代人增進健康、治療疾病的法寶呢？

第一個原因就是它具有安定神經、消除壓力的效果。

●「病由心生」即指自律神經失調

現代人多半精神不安，因為壓力而身體異常。然而只要進行指壓，就能夠消除精神不安與壓力。

人類在承受精神壓力時，由於自律神經的作用，會分泌副腎荷爾蒙，自動產生抑制壓力的力量。

但是，隨著社會和人際關係漸趨複雜，不知不覺當中，自律神經的作用已經超越它的能力範圍，無法順暢發揮作用而引起各種精神性疾病。

失眠、頭重、食慾不振、焦躁、無氣力、精力減退等，都是因為自律神經失調而引起的壓力性症狀。相信很多人都有其中一、兩項毛病吧！以前人說「病由心生」，疾病，尤其現代病，幾乎或多或少都是由於精神的不安感或壓力所造成的。

●精神壓力成爲這些疾病的原因

附帶一提，心靈的疲勞、精神的壓力成為重要原因一部分的現代醫學的疾病一覽表如下所示。

循環器官系統

本態性高血壓症及低血壓症、心臟及血管神經症。

呼吸器官系統

支氣管氣喘、神經性呼吸困難。

消化器官系統

消化性潰瘍、慢性胃炎、急性胃擴張、胃下垂症、潰瘍性大腸炎、神經性食慾不振、多食症、胃痙攣等。

神經系統

偏頭痛、自律神經失調症、頭昏眼花、手腳冰冷症、慢性疲勞。

泌尿器官系統

夜尿症、陽萎、神經性頻尿。

骨骼、肌肉系統

慢性關節風濕、關節症、腰痛。

●異位性皮膚炎及月經困難症也是來自壓力

皮膚系統

異位性皮膚炎、圓形脫毛症、多汗症、慢性蕁麻疹、濕疹。

耳鼻喉科範圍

過敏性鼻炎、慢性副鼻腔炎、耳鳴、暈車、口吃等。

眼科範圍

綠內障（青光眼）、眼睛疲勞、低血壓症、眼瞼下垂、眼底出血。

婦產科範圍

月經困難、不定愁訴症候群（更年期障礙）、不孕症、性交時陰道痙攣、冷感症、妊娠不適（孕吐）、流產、早產等。

小兒科範圍

小兒氣喘、梅尼埃爾病、遺尿症。

口腔範圍

口內炎、齒痛、口臭。

●利用指壓放鬆身心

由此可知，由精神疲勞或壓力所產生的疾病非常多。

去除這些精神不安和疲勞使身心舒暢的療法，本身就必須讓人覺得很舒服。

指壓就具備這項特點。透過家人或朋友溫柔的對全身進行按摩，足以使身心放鬆、心情愉悅，再為明天儲備活力。

除了穴道效果，指壓還可以消除精神緊張，具有多重效果。

●指壓是以親膚關係爲基礎而成立的

東方醫學以往一向被認為是「以經絡、經穴系統為對象，具有鎮痛、鎮靜的施術法」。也就是說，漢方在抑制疼痛的同時，亦能鎮定神經，舒緩精神緊張。由此可知，指壓確實能夠有效解除自律神經系統的症狀。

「指壓」能有效制伏精神性症狀

指壓之所以能夠有效制伏精神緊張，是因為它是建立在「以親膚關係為基本的療法」。施壓者與被施壓者間的信賴關係，使指壓效果達到一〇〇％。所以人類親切的交流與接觸正是最大關鍵。

●指壓的刺激超越肉體直滲心靈深處

現代人容易忽略人與人間的自然聯繫，孤獨終其一生的也不少。在這個人情日趨冷漠的時代裡，建立在「以親膚關係為基礎的療法」——指壓的價值，是值得大家深思。

指壓的刺激不僅在肉體，更能夠滲入人的心靈深處。這種精神效果的特點實在是最適合現代人的療法了。所以，如果不知道指壓療法為何物的話，那你就落伍了！

本書之所以對精神性症狀多所介紹，就是希望能早日去除讀者大眾心靈方面的疾病，使各位能生存在壓力強大的現實社會中。

●現代醫學難以應付的疾病，指壓同樣有效

·現代人能夠接受刺激穴道的指壓療法的理由，乃是為現代醫學難以應付的慢性症狀，指壓也同樣能發揮威力。

根據我自己的治療經驗，因為精力減退而煩惱的二十五歲男性，每天指壓十分鐘，持續一週以後，性慾大增，妻子非常的高興。此外，還有到醫院門診好幾年而無法改善的腰痛，在接受指壓後，疼痛當場消除。像這種戲劇化的治療例子不勝枚舉。

指壓對於現代醫學很難完全根治的過敏性疾病，像鼻蓄膿症、風濕、糖尿病等，都能發揮很好的效果。例如，現代醫學還沒有開發出能夠治療肝炎的藥物。不過，根據大學研究室的研究指出，利用針灸或是指壓治療，使慢性肝炎患者的肝功能在四到六個月恢復正常。

指壓的運用範圍相當廣泛。

本書為各位所列舉的一些難以治療的病症及其相對的指壓法，即使再忙碌的主婦、上班族或是沒有辦法到醫院看門診接受治療的人也值得一試。只要努力持續下去，一定可以得到良好的效果。

●指壓是生存在殘酷現代的最佳之道

大家都知道，治療疾病最原始的方法是利用「手掌療法」，即以手掌貼於患部撫摸揉搓。

指壓療法即是以此為基礎來進行治療。當然，今日的指壓還納入了許多最尖端的技術和技巧，所以形成高度體系化的療法。不過，究其源流，還是來自於人類最原始的「手掌療法」。這也是現在指壓備受矚目的一大原因吧！

對人類而言，所謂健康狀態就是接近自然；也就是體內「氣血」循環順暢、生物體平衡，達到最佳的調整的狀態！而我們也開始注意到這一點了。

隨著現代文明的發達，我們的社會環境變得不自然而且偏差，我們身體也是如此。若持續下去，到了二十一世紀，所有的人都會變成半個病人。不過，千萬不可因此放棄！從今天開始，就藉著指壓的穴道刺激來恢復自然的健康狀態吧！

我深信，這是生存在此殘酷現代的最佳之道。

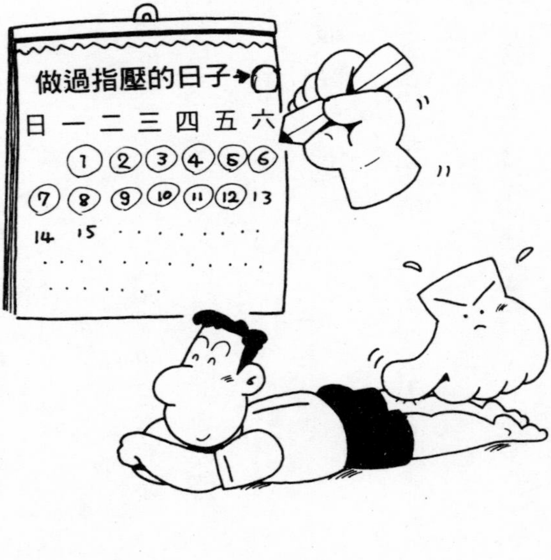

第2章 使指壓效果增加數倍的方法

成爲「指壓鐵人」

指壓的基本法則

前面談過，「指壓」是利用各種技巧，抑制人體各部組織與器官的機能亢進，調整生物體平衡，藉此改善疾病的方法。在此，各位必須注意一個重點。

要利用指壓提高各組織器官的機能，或者是加以抑制，全都是由如何給予刺激來決定的。

換句話說，壓法的效果截然不同。原本沒什麼大毛病，可是如果壓法錯誤，則可能導致反效果。

由此看來——給予刺激的方法，對指壓而言是極為重要的一點。

本章為各位介紹指壓的各種技巧，並簡單明瞭的解說在何種情況下，採用何種壓法才為適當，以便各位練就最新的技巧和職業手法，成為「指壓鐵人」。

一般而言，指壓的基本技巧分為以下四種型態：

①、壓迫法——壓。

②、輕擦法——撫摸、摩擦

③、揉捏法——揉。

④、敲打法——敲。

首先為各位簡單的說明一下。

指壓技巧的基本
1

壓迫法（壓）

用拇指、食指、中指以及手掌，從身體表面壓迫穴道的方法，是指壓最常使用的方法。

壓迫法可以用在身體所有部位，尤其是背部。從肩膀到背部，可利用拇指重疊、雙手拇指平行、或手掌仔細壓迫。有時只要指壓背部就能夠使症狀好轉，所以，此為一重要的指壓點。

而力量強弱方面，要慢慢用力，到達顛峰後，再慢慢放鬆力量。即使需要給予較強的刺激，開始時也要輕輕壓迫才行。

[壓迫法]

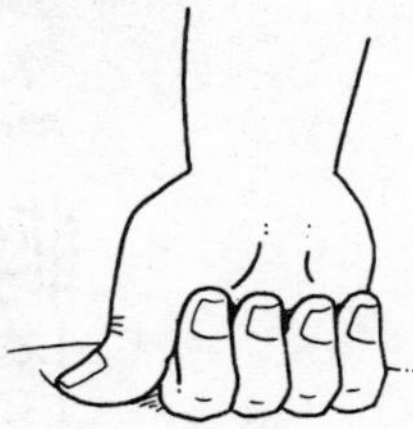

與其利用這種方式……

主要是使用拇指

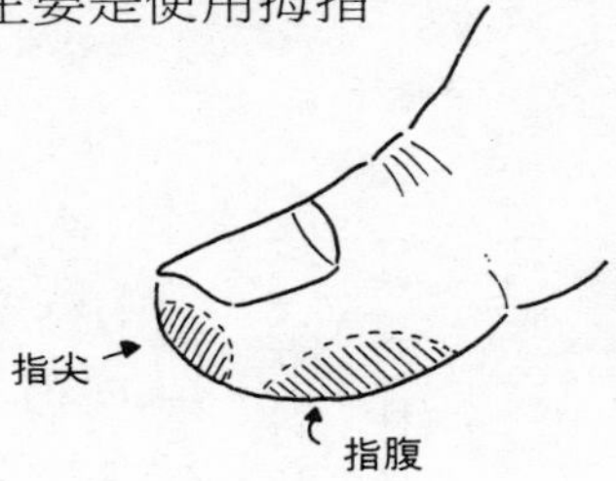

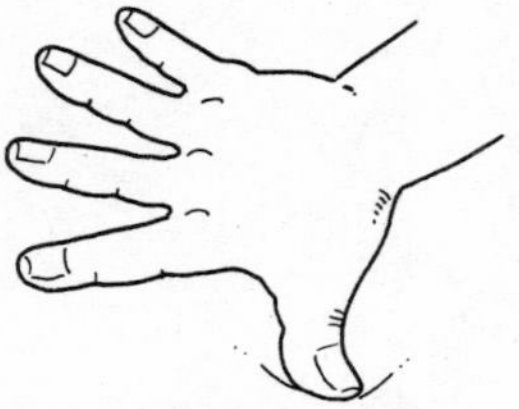

使用指腹進行能夠得到較舒服的感覺，也可以使用指尖來進行。

還不如採用這種方式較不容易疲倦，而且能夠長時間進行。

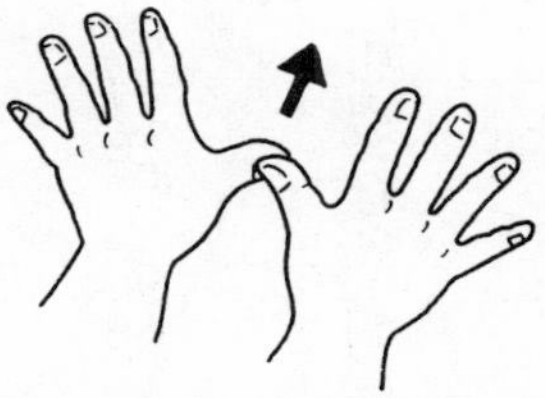

用力按壓時，要以「疊拇指的方式來進行(慣用指放在下方)。

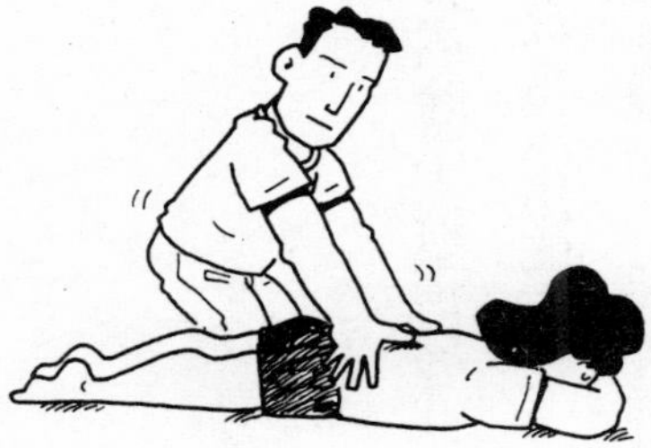

背部與腰部要從斜後方來進行。

左右同時按壓穴道比較舒服

指壓技巧的基本 2

輕擦法（撫摸、摩擦）

用手掌「拇指指腹、拇指和食指指腹或除了拇指以外的其他四指撫摸摩擦皮膚表面。與「壓迫法」同為經常使用的方法。

指壓能讓受壓者覺得舒服，享受幸福愉悅的心情，是其最重要療效之一。

而這種撫摸及摩擦全身的方法，便能夠建立與對方的親膚關係，使受壓者心情平靜。

使用輕擦法非常方便，可以在所有的指壓結束後，當成最後的總結。

[輕擦法]

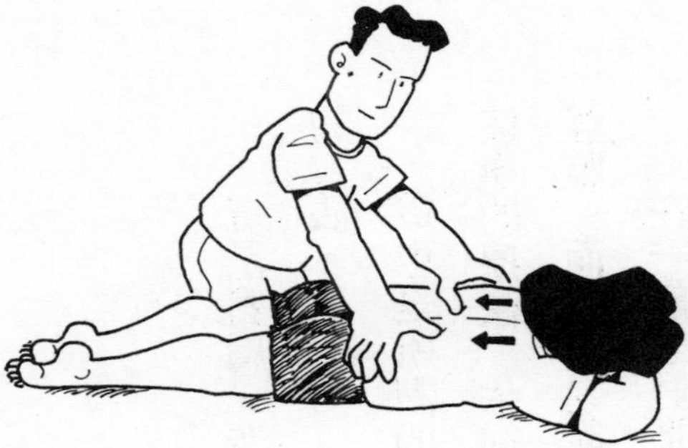

避免將過多的體重加諸於對方的身體上，自己要一邊移動一邊進行。

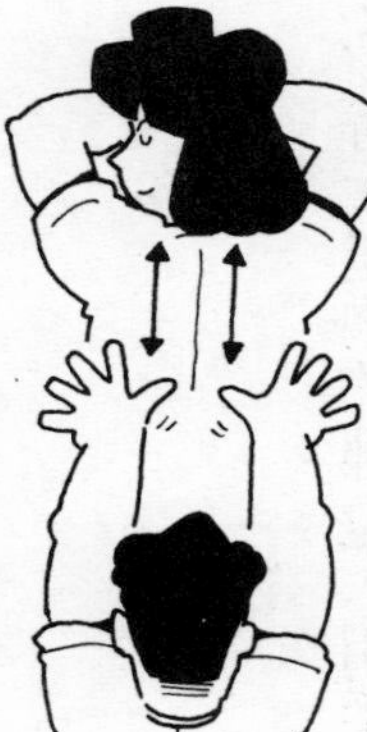

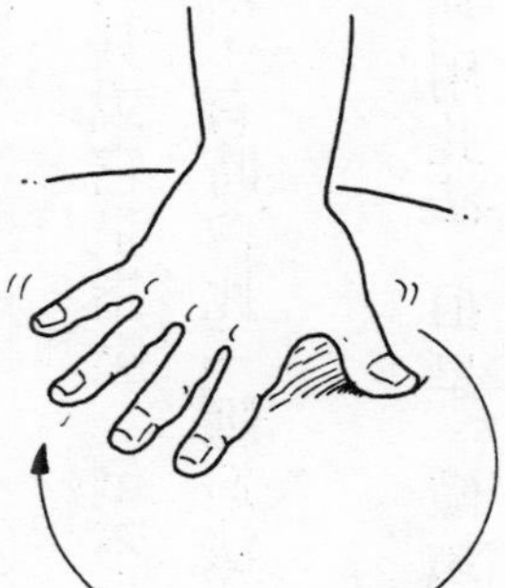

以畫圖的方式摩擦特定的部位，由上往下(或由下往上)，利用整個手掌來撫摸(摩擦)。

指壓技巧的基本 3

揉捏法（揉）

這是對肩、背、腰、大腿及臀等大肌肉的部位，用手掌捏肌肉的方法。

這也是所謂的「揉療法」。與其說它是指壓，倒不如說是接近按摩的療法。依部分和症狀的不同，有時會比「壓迫法」感覺更為舒服。而且容易產生效果。

在一般家庭進行時，可以積極利用此法。但是，像頸部、大腿，如果揉捏力量太大，可能會使這些部位疼痛。因此，一定要用一隻手支撐頭和腳脖子、或者在它們下方墊上毛巾等物。

〔揉捏法〕

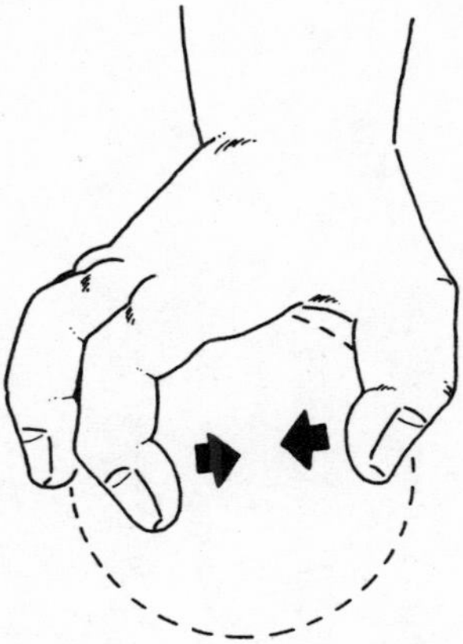

在每個手指上依序加諸力量，富於變化，不要過強，隨時確認對方的反應……。

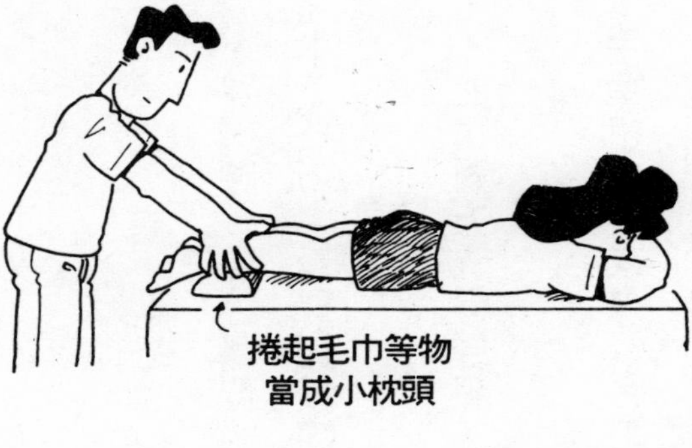

治療小腿肚或膝後方時，為避免傷及膝，要放個小枕頭在腳脖子的下方。

指壓技巧的基本 4

敲打法（敲）

這是輕輕握拳，有節奏的敲打肩、臂、腰、足等部位的方法。像敲肩膀就是其中的典型。敲打法在指壓技巧中看似比較簡單，但是，在實際進行時反而很困難。

敲打時要有一定的節奏與速度，才能讓對方覺得舒服。若要敲得快些，則需要相當的熟練度。

此外，避免用力握拳，可以運用手腕扭力，或是以手刀方式進行敲打。敲打時若能發出好聽的聲音就更理想了，最初可敲打枕頭來進行練習。

［敲打法］

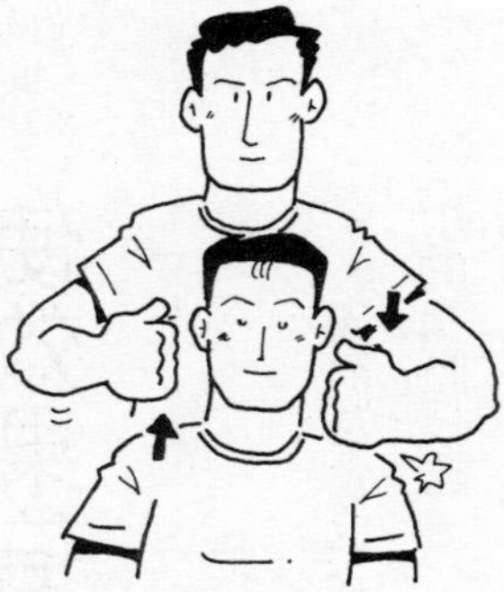

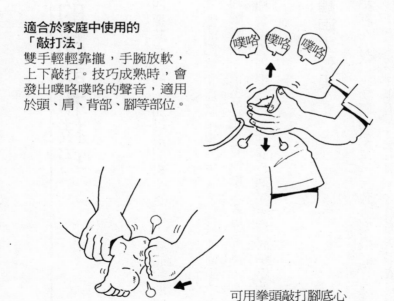

雙手輕握，放鬆力量，左右交互輕摸，富於節奏地敲打，可使用於頭、肩、背部、腳等部位。

適合於家庭中使用的
「敲打法」
雙手輕輕靠攏，手腕放軟，上下敲打。技巧成熟時，會發出噗咯噗咯的聲音，適用於頭、肩、背部、腳等部位。

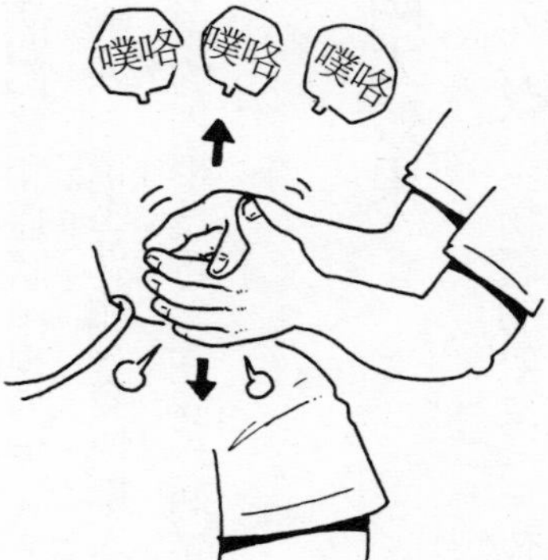

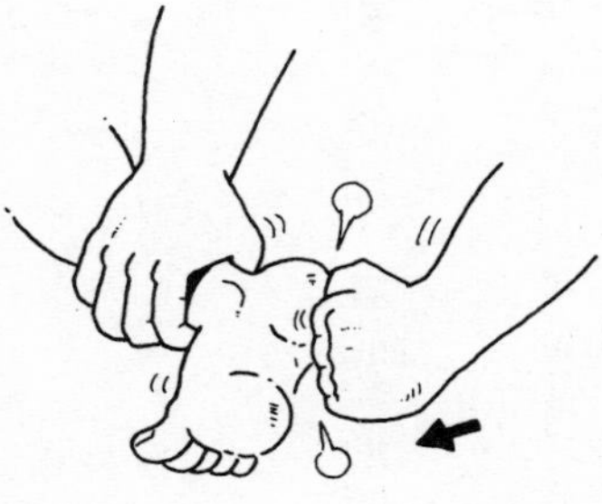

可用拳頭敲打腳底心

提升技巧的方法

使效果倍增的秘訣和技巧

先前為各位介紹的四種基本型態，加以搭配組合應用，就能夠形成實用的指壓技巧。

重點就在於要配合其他的部位和症狀出現的方式。到底如何壓才算適當，則需正確的判斷。判斷無誤，指壓就能夠發揮驚人效果。

以下為各位介紹各種實用的指壓技巧，在此我們先來探討指壓的基本原則與重要的法則。

指壓具有興奮、鎮靜兩大效果

各位一定要記住，指壓在對於生物體的效果，大致分為機能亢進效果（興奮作用）、機能抑制作用（鎮靜作用）這兩項。這兩種作用依對生物

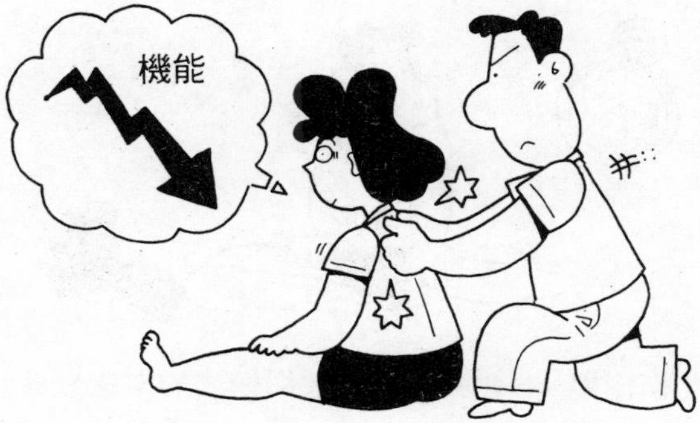

指壓用力過度，會抑制機能的作用

的刺激量和患者狀態的不同而有不一樣的效果。

刺激量包括：刺激強度、刺激程度及進行時間的長短。

刺激量與指壓效果的關係，簡而言之就是：①刺激越強，機能的抑制效果越高。②刺激越弱則機能的亢進效果越高。亦即是抑制機能時，要儘可能給予強烈的刺激，相反的，若要

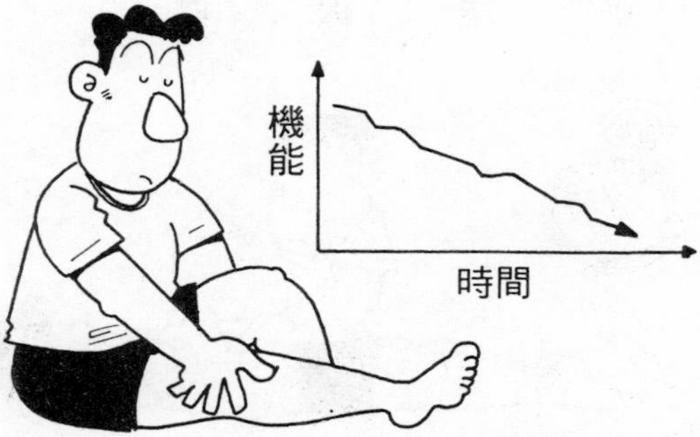

指壓時間越長，越會抑制身體的機能

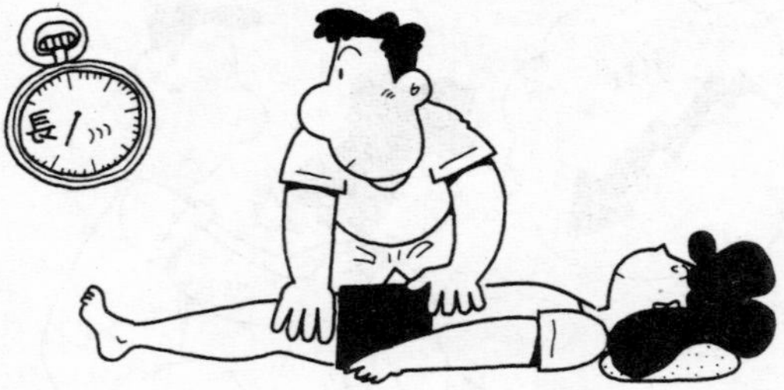

如果內臟的機能減退，則要用較弱的力量來進行

提高機能，只能給予輕柔的刺激。

這就是所謂的「亞爾東休爾茲法則」，介紹如下：

《亞爾東休爾茲法則》

①、弱刺激↓鼓舞生物體機能。

②、適度刺激↓生物體機能亢進。

③、強刺激↓抑制生物體機能。

④、最強刺激↓停止生物體機能。

刺激時間越長，抑制效果越強；反之，亢進效果越強。

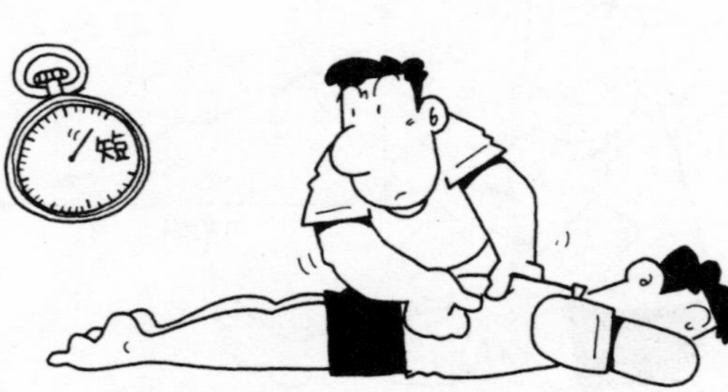

如果是神經痛或肌肉疼痛，則要用較強的力量來進行

按照這個法則，例如，胃弱或是血液循環不良所引起的發冷、精力減退等內臟器官機能減退所導致的症狀，要長時間進行弱刺激。如果是神經痛或肌肉痙攣、肌肉痛等機能過度亢進而形成的症狀，則必須進行短時間的強烈刺激。

因此，指壓必須考慮生物體的狀態，以及接下來要為各位介紹的患者狀態，再選擇最適合狀態的刺激強度以及決定刺激時間。

依虛實的不同採用不同的指壓方法

指壓刺激的強、弱取決於患者屬於何種體質。

具體而言，施行指壓時，虛體質（陰性型）的人要輕柔慢壓；而實體質（陽性型）的人則必須快速用力的壓。所謂的「虛」，就是指生物體的「氣血」能量停滯。各組織器官機能減退，為了使其亢進，因此給予弱刺激。反之，「實」指的是「氣血」能量流通過度，各組織器官功能過高，為了加以抑制，所以給予強刺激。

至於如何分辨虛、實體質，以及兩者的指壓法，一般的標準如下：

●一般的標準

虛（陰性型）	實（陽性型）
身體細瘦	身體壯碩
沒有元氣	有元氣
憂鬱	好動
臉色蒼白	臉色紅潤

●指壓法

虛	實
輕柔慢壓	快速用力壓
慢慢放手	快速放手
順著經絡流向施壓	逆經絡流向施壓

因此，體質虛、實不同，「壓法」也跟著不同。各位在進行指壓前，務必要參考之前的檢查事項，檢示自己的體質為何，以及需要的指壓方法。

此外，尚無法掌握刺激程度的人，可憑自己感覺的疼痛來判斷壓力的程度。

以下列舉疼痛的大致標準，提供各位參考：

(1)、**輕弱壓**……感覺舒服的程度

(2)、**適度壓**……稍微感覺疼痛的程度

(3)、**用力壓**……非常痛，但是仍可忍受的程度

各位儘可能親身試一試，體會一下用力的情形，以及增減力量的秘訣。

了解「壓法」的三大法則

其次，再為各位介紹實際使用手、手指來進行指壓時的注意事項。

指壓有「壓法」三大法則：

《壓法三大法則》

(1)、**垂直壓**

(2)、**持續壓**

(3)、**集中壓**

原則上，最好是以平均的力量來施壓，壓力絕對不能分散。在這一點上，垂直壓就能夠使力的向量，經常朝向對方身體的中心前進，力量也較

〔指壓的三大法則〕

①垂直壓
②持續壓
③集中壓

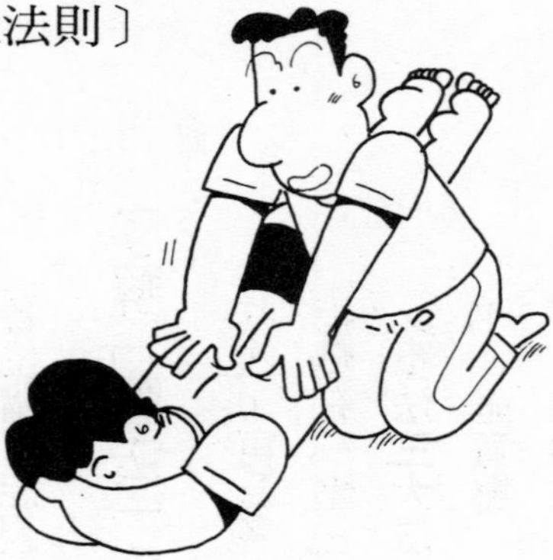

為均衡。

此外，指壓刺激如果不能持續某種程度的話，就毫無效果可言，這是顯而易見的道理。對一個穴道要持續加諸五～七秒的力量是大致的標準。

壓穴道時，不要只用手指或指尖來壓，而要將自己的體重，集中在穴道上，全神貫注的施壓。集中非常的重要，漫然的施壓是毫無意義的。

使用手或手指指壓時，一定要遵守以上三大法則，專心進行治療。

使身體活性化的方法與放鬆的方法

現在為您列舉刺激種類與效果的關係；基本上，強刺激→鎮靜效果、弱刺激→興奮效果。

⑴、給予疼痛程度的強刺激　抑制腦神經系統

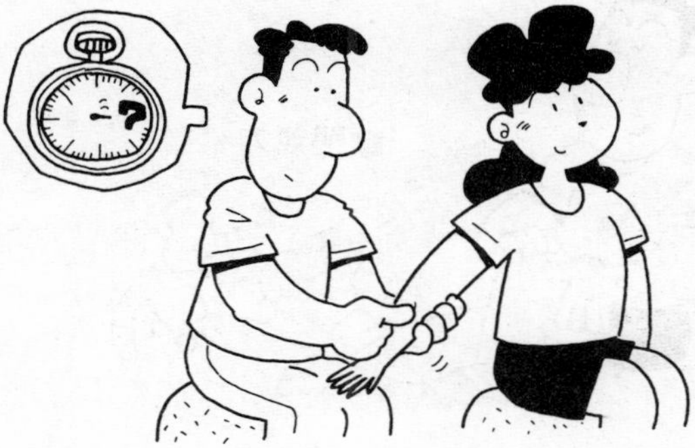

一個穴道指壓 5～7 秒鐘

或感覺系統的機能。

(2)、**溫和穩定的刺激** 提高腦神經系統或感覺系統的興奮。

(3)、**緩慢刺激** 解除緊張、緩和肌肉神經、去除脂肪。

(4)、**規律的刺激** 調整身體組織、使之平衡。

(5)、**快刺激** 提高緊張、肌肉變硬、脂肪附著。

(6)、**突發刺激** 提高神經系統的興奮。

(7)、**持續刺激** 止痛、抑制神經或肌肉的興奮。

(8)、**間歇刺激** 使靜脈、淋巴液等的「血」流通順暢，提高各器官的功能。

按照以上的刺激法則，在此為各位簡單介紹指壓的兩大技巧——「使身體活性化的方法」以及「放鬆身體、解除緊張的方法」及其秘訣。

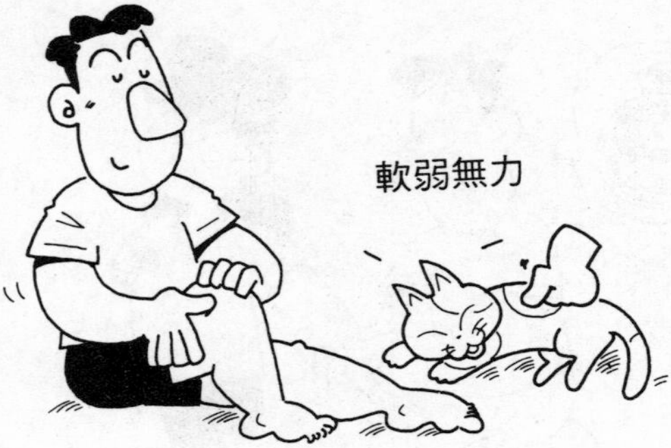

慢慢地刺激，能夠舒緩肌肉和神經

只要學會這兩大技巧，即可常保健康的身體和精神。使身體活性化……。

使身體活性化的重點是：

①、快速活動手指。

②、以不強不弱的力量施壓，多花時間揉捏。

③、對於背部奇經八脈的督脈，給予向上的刺激。

④、對於兩足後側的膀胱經，給予往下的刺激。

膀胱經是從頭到腳流通的經絡，沿著這個的方向給予刺激即可。但是，如果施行過度反而會感到腳沈重、倦怠。因此，要特別注意施行時間的長短。關於經絡和刺激的關係，稍微再為各位解說。

使身體放鬆……

使身體放鬆的技巧是：

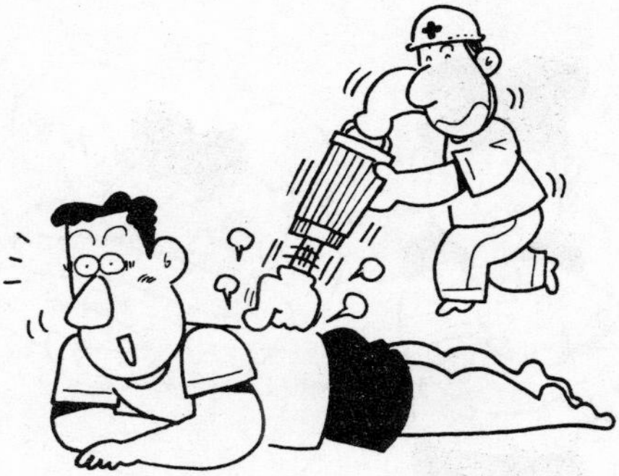

突然的刺激會導致神經興奮

①、有節奏的活動手指。

②、輕輕撫摸的壓，不要用力。

③、督脈往下摩擦。

④、膀胱經向上刺激。

當身體機能減退、有沈重感，或者是持續緊張、精神壓力積存時，一定要活用上述的技巧，拾回身心的健康。

充分給予手、腳指壓

目前為止，已為各位敘述了各種指壓「壓法」的秘訣以及規則。最後，要為各位介紹手、腳的指壓法。

一般人常認為，指壓就是對背部及腹部的刺激；其實，手、腳部位也是重點之一。對於手、腳部位的刺激效果，絕不下於其他部位。

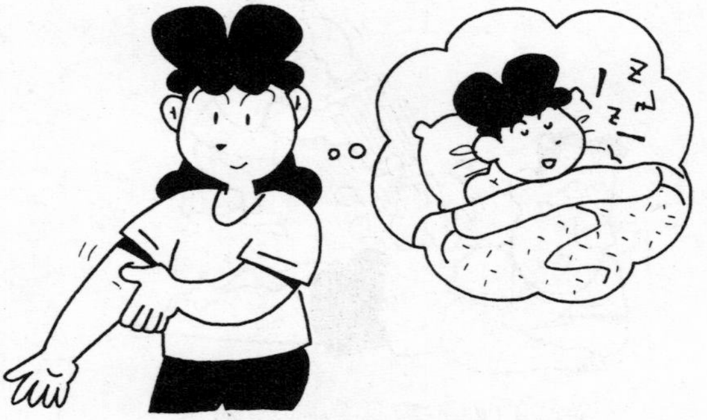

揉捏手就能夠得到放鬆

首先談腳的部份。這個部位聚集了與內臟器官有關的經絡，因此，充分刺激腳部，就能增進內臟器官的機能。

同時對整個身體產生作用，促進健康。

手，有心經的經絡通過，只要充分揉捏，就能鎮定神經。達到放鬆的效果。在精神壓力積存時，特別適合採用這種方法。

此外，刺激右腳，能夠促進上半身血液循環及靜脈流通順暢；刺激左腳時，則能刺激動脈的血流暢通。心臟較弱的人，需要稍微用力刺激左腳；肺部較弱的人，最好多多刺激右腳。這些知識會讓您受用無窮。

提升指壓力量

您應該了解的經絡知識

我再重複一次，一般的指壓，是以穴道和經絡理論為基礎的治療法。所以，在進行指壓治療時，一定要具備經絡的知識。

現在就為各位介紹，指壓時必須具備的經絡知識。

首先，先來談一下經絡的特徵。在第一章曾經說明過，人體有十四條經絡（正經十二條和奇經八脈中的督脈、任脈），而對於哪些症狀有效的適應症，各有不同的特徵。

其特徵整理如下表：

●經絡與適應症

經絡	症狀與適應症
①肺經	呼吸系統的疾病、心悸、呼吸困難、手臂發麻、牙齒咬合不良、發音不清楚、氣喘、感冒、五十肩、喉嚨痛、下痢（肺與大腸有表裡關係）。
②大腸經	水分以外的飲食之營養的吸收與排泄。下痢、胃腸系疾病、手臂、顏面的神經痛、噁心、反胃。
③胃經	與胃有關的種種症狀、血壓高導致的說話不清楚、便秘、生理異常、糖尿病所產生的症狀（身體倦怠、消瘦、口渴）。
④脾經	表現胰臟、營養吸收、血液循環等的控制。食慾不振、焦躁、噁心、手腳冰冷、發麻、生理不順、自律神經失調症、美容。
⑤心經	表示血液的循環機能。ㄊㄋㄌ的發音不清楚、心臟疾病、眼睛疲勞、食慾不振、心悸、五十肩。
⑥小腸經	表示水分的吸收、體液的循環機能。眼、耳、喉之症狀、感覺手臂疼痛或發麻。美容。
⑦膀胱經	泌尿系統、精力減退、婦科疾病、食慾不振、發冷、失眠、過度疲勞、糖尿病、生理痛、婦女病、腰痛、五十肩、肩膀酸痛、睡擰脖子。
⑧腎經	與生殖機能有關的副腎機能與性腺機能。婦科疾病、生理異常、精力減退、男女性器疾病。

經絡	症狀與適應症
⑨心包經	與心臟有關的疾病，包括冠狀動脈在內心囊及胸膜的一部份。寒冷、肋間神經痛、狹心症等心臟發作、胸發麻、疼痛、關節風濕。
⑩三焦經	荷爾蒙的分泌熱源，為能量源。美顏、增強精力的穴道。肩膀酸痛、臉部疼痛。肱、肘、前臂的疼痛、發麻。
⑪膽　經	膽囊罹患疾病時，會產生眼睛模糊、說話聲音高亢「ㄎ」音發不清楚。春天時節，體調不良。好吃油膩及酸的食物。
⑫肝　經	指肝臟和胰臟。此處發生疾病時，臉色難看、口渴、噁心、容易下痢、發冷。女性會有腰痛現象、夜尿排出困難、腹股溝到陰部會有疼痛感。性器的各種症狀。
⑬督　脈	頭部疾病、性器障礙形成的各種症狀、消化器官、呼吸器官的各種症狀、便秘、痔瘡、精力減退導致的耳鳴、狹心症、高血壓、婦科疾病、對人恐懼症。
⑭任　脈	與女性妊娠有密切的關係，婦科疾病最有效。精力減退、性器疾病、高血壓、失眠、體力不足、生理異常、慢性胃病。

這十四條經絡各自分流或匯流而循環全身。這個能量的流通方向正如次頁以後各圖所示，它們朝圖中箭頭方向恆穩前進。例如，肺經是由肚臍的部份到手指指尖的方向；大腸經則相反的由手指尖流向肚臍的方向。胃經則是繞過頭部到腳趾；脾經是從腳趾到頭部的方向。

所有經絡循一定路線流通，而顏面、手、腳、腹、胸互相連絡，循環全身。

①太陰肺經

②陽明大腸經

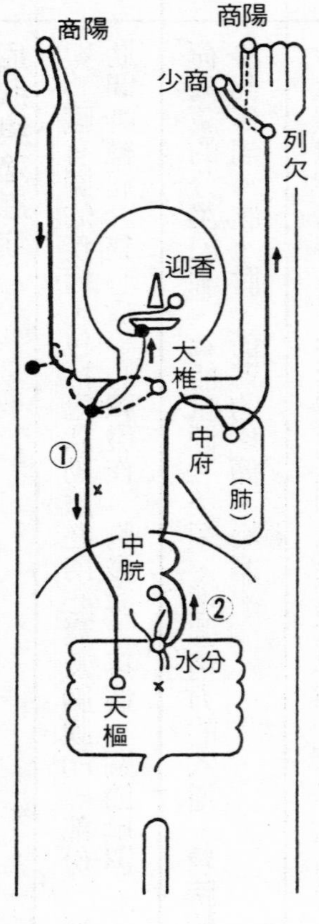

⑤少陰心經

⑥太陽小腸經

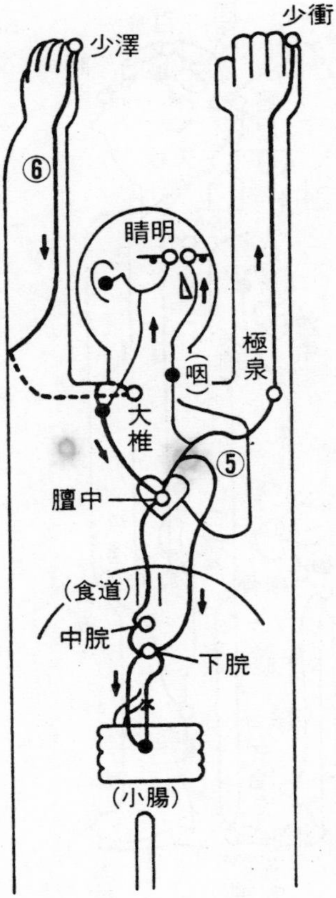

③陽明胃經

④太陰脾經

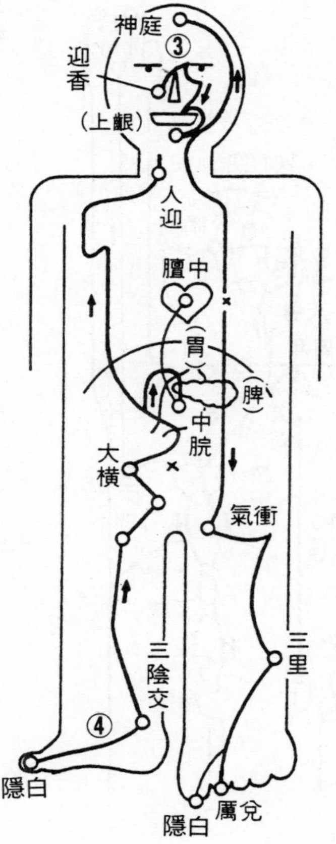

⑨厥陰心包經

⑩小陽三焦經

⑦太陽膀胱經

⑧少陰腎經

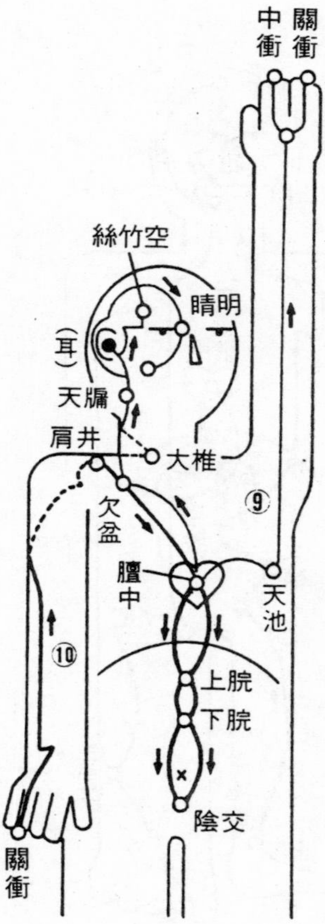

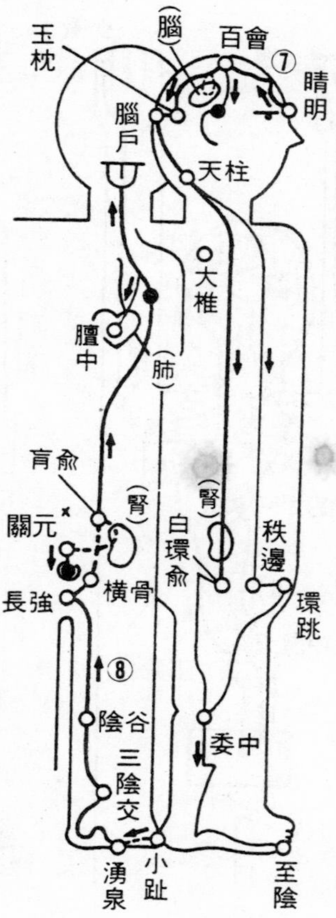

⑬督脈

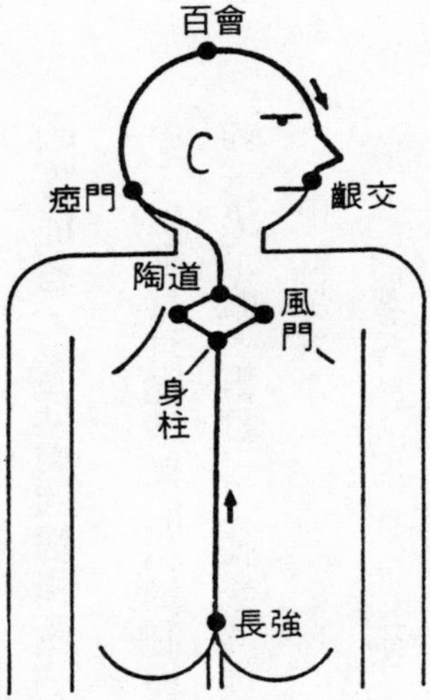

⑪少陽膽經
⑫厥陰肝經

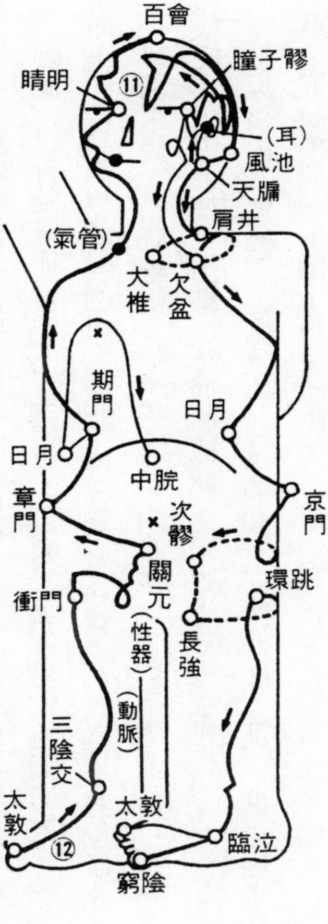

⑭任脈

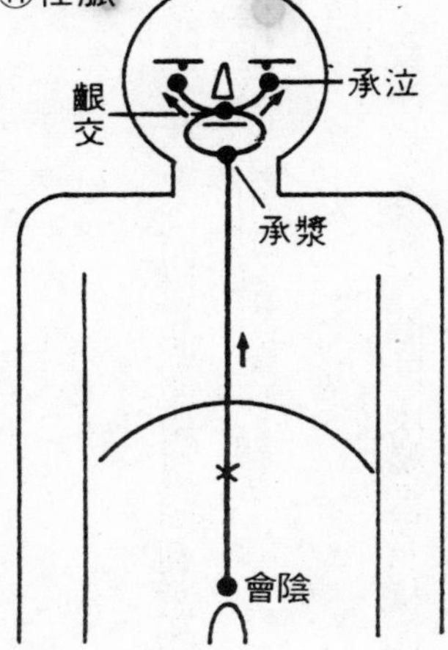

因實症者，虛症者改變指壓方向

指壓具有亢進機能和抑制機能等兩大作用，而這個作用是由刺激的強弱來決定的。事實上，經絡的流通和指壓的作用也具有密切關係。

也就是說：

「沿著經絡的流通而指壓的話，會使與經絡有關的內臟器官機能亢進。反之，逆經絡流通方向指壓的話，則將抑制與經絡相關的內臟機能。」

因此，「身體機能減退而失調時，只要沿著經絡的流通方向，移動手指即可。當身體機能過高而失調時，則逆著經絡流通的方向來移動手指。」

舉例來說，膀胱經流通的方向，是由身體上方朝下方流通，如果想提高機能，請由上往下指壓；想抑制機能，請由下往上指壓即可。

腎經是由身體的下方向上流通，因此，要使機能亢進，就需由下往上指壓，抑制機能，則由上往下指壓。

在此希望各位能夠想到，人體大致分為「虛」、「實」兩大類。

這裡所說的「虛」是指：

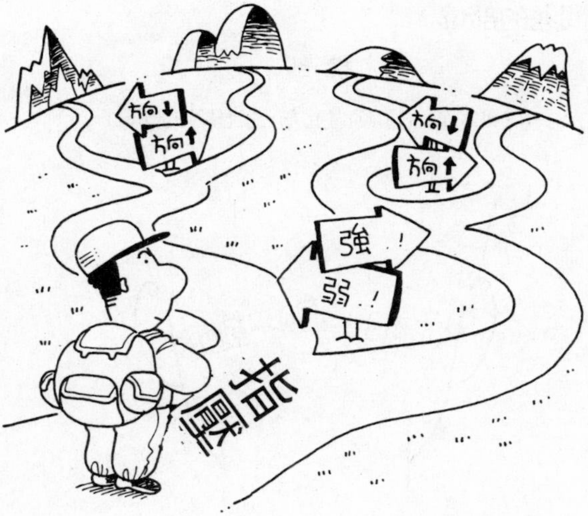

「能量的流通停滯，身體機能減退的狀態。」

而相反的「實」則是：

「能量流通過度、身體機能過高的狀態。」

因此，一般而言，「虛型的人要提高身體功能，須沿著經絡的流通方向指壓；實型的人，為了抑制身體的作用，所以要逆著經絡流通方向進行指壓。」

指壓究竟是要給強刺激或是弱刺激，手指到底是朝哪個方向移動，都會使指壓效果產生很大的不同。

這些都是指壓的基本知識，請大家千萬不要忘記。

了解引起問題的部位

枕部

(⑦的位置在頸窩的上方、突出骨的部分)

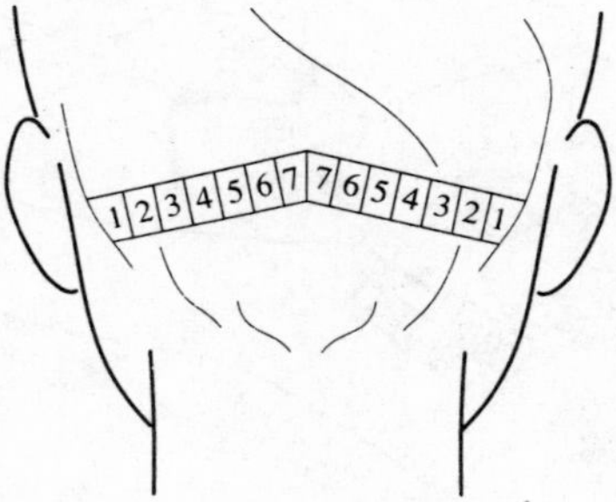

區域	疼痛或硬塊所顯示的問題之位置
1	冠狀動脈、心肌、副腎、腸
2	肺、腎臟
3	膽囊、胃
4	胰臟、盲腸(闌尾)
5	脾臟、腺
6	肝臟、結腸
7	前 列 腺(男)、子宮(女)

由出現疼痛與硬塊的位置

肩膀的斜方肌

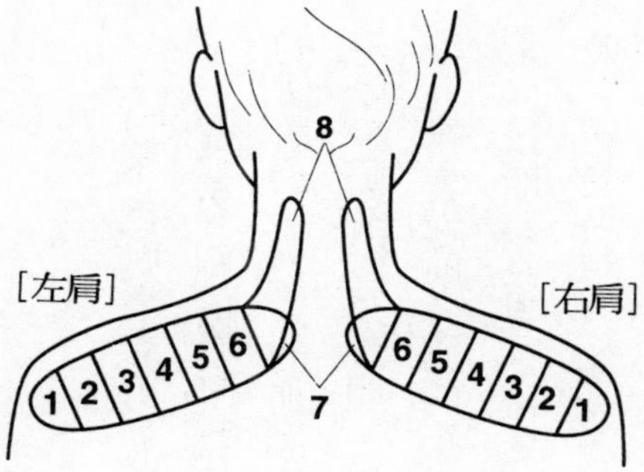

區域	肩膀酸痛、疼痛所顯示的問題之位置
1	心肌、腸、冠狀動脈
2	肺、腎臟、支氣管
3	膽囊、胃、回・盲腸
4	盲腸、胰臟
5	腺、脾臟
6	肝臟、各結腸
7	前列腺、副腎
8	壓力、眼

技巧大公開！

指壓最新按摩技巧

以下就為各位介紹指壓的技巧。

這裡介紹的各種指壓技巧，當然是適合實際運用的技巧，其中像手指的使用法、力量的加減等等，一般人可能很難掌握，但是千萬不要放棄，可以參照附圖及說明，反覆練習，習慣以後就能掌握其中秘訣。

除了先前介紹的指壓以外，最近成為歐洲指壓主流的「反射指壓」，是以按摩為基本。本書將其技巧東方化並加以應用。關於這一點，有機會時，再為各位介紹。

總之，一定要親身嘗試，不斷反覆練習，指壓技巧將日趨純熟、效果自然提高。

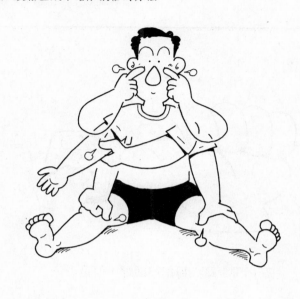

指壓時手指的使用方法

指壓是利用五根手指、手掌按壓穴道，而最常使用的手指就是拇指。拇指，是所有手指中最粗的，最容易加諸力量；它最短、又位在旁邊，所以最好移動。因此，它是最方便的指壓指。

在此，就以拇指為主，來解說指壓時手指的使用方法。

一般而言，日本人的拇指，比起白人、黑人、波里尼希亞人來說，並不是很大，指腹肉比較薄，事實上並不適合用來指壓。最理想的拇指，應像白人的手指一樣，指腹厚而大、指尖修長者。

我們雖然沒有像白人一樣的理想拇

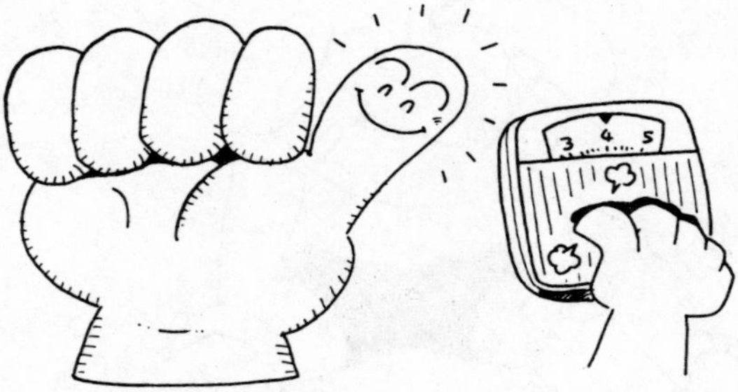

在指壓上雖然拇指很活躍，但是……

指，但是，只要多在技巧上下工夫，一樣可以得到很好的效果。

例如，利用指腹按壓覺得困難的話，可以用指尖代替。

基本上，指壓應該用指腹來進行，但是如果覺得困難時，也可以選擇適合自己的方法來施行。不過，一定要垂直按壓，施加的力量也必須均衡。只要記住這兩大原則就ＯＫ了。

此外，單手無法用力時，可以重疊雙手來壓，或者兩手平行，或呈八字形來壓。

這裡列舉一些拇指壓迫時的變化：

①、兩手平行拇指壓迫　雙手併攏貼在皮膚上，左右拇指均衡用力壓。

②、兩手重疊拇指壓迫　左右手重疊，

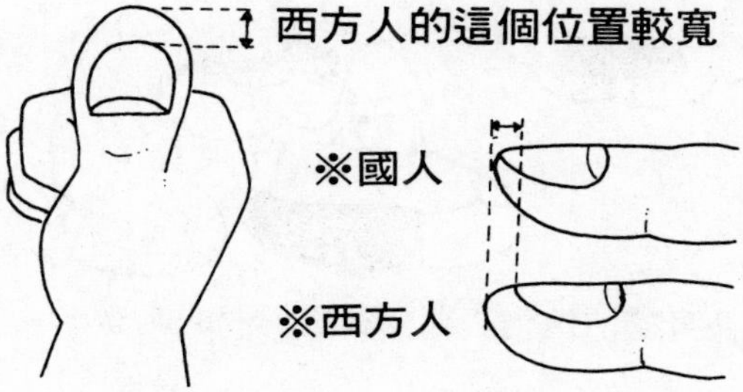

國人的手指不適合指壓

用拇指壓穴道，比起單手而言，可以給予更強的刺激。

③、**拇指節奏壓迫** 拇指在皮膚上前進後退，有節奏的按壓。此法能夠涵蓋廣泛的皮膚面。

總之，不要拘泥於一般的原則，要建立起自己的型態。要在考慮症狀及適合自己的型態下進行，才是最理想的。

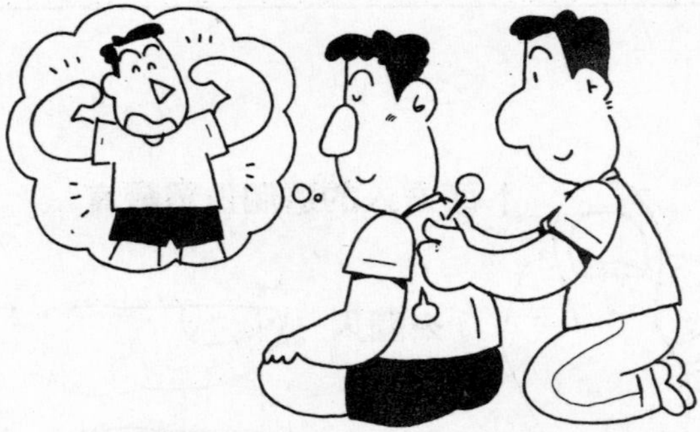

要使身體活性化，則要利用稍弱的刺激

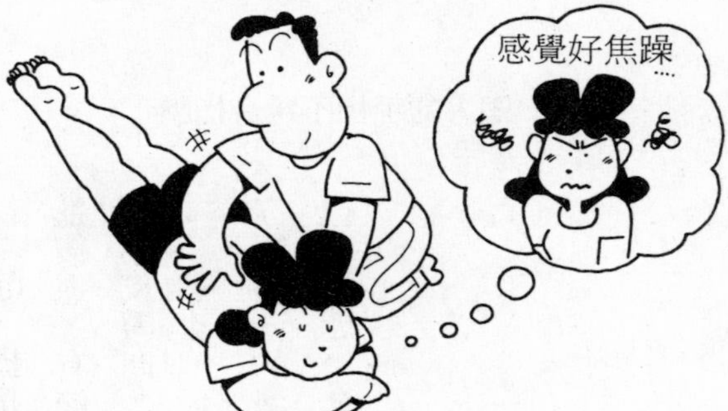

輕柔慢慢地指壓

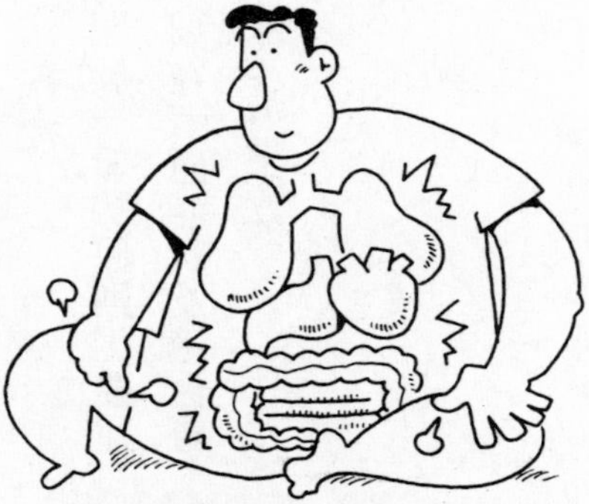

指壓腳能提升臟器的機能

要牢記的要點！

基本的指壓法和技巧

在此探討的是四種指壓法及其變化型五種技巧。

各位或許會覺得太少，但是，如果完全熟悉的話，就能夠擁有「鐵人」的稱號，而成為指壓名人。

指壓之前，還有兩點注意事項，受壓者的姿勢，最好是俯臥，儘量避免躺在床上，要在坐墊或薄被上進行，效果最好，更能得到最大的快感。

指壓技巧
基本
1

普通壓法

這是壓迫法最基本的型態。開始時輕輕壓，一直壓到稍微感覺疼痛的程度為止。

每一點壓三～五秒，再慢慢從皮膚面放開手，停止。受壓者在對方壓的時候，要吐氣。手放鬆時，要吸氣。

此法可在全身使用，不過，女性及老人的肋骨附近，還有O型腳的人的膝部，不可給予強烈的刺激。

普通壓法與各器官的機能亢進有關，尤其能夠調整循環系統及自律神經系統的作用。

【普通壓法】

・避免躺在柔軟的床上，可利用榻榻米或在地板上舖被子來進行。
・受壓者在按壓時吐氣，放鬆時吸氣。

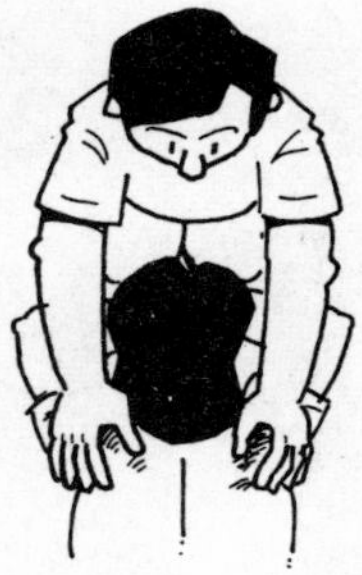

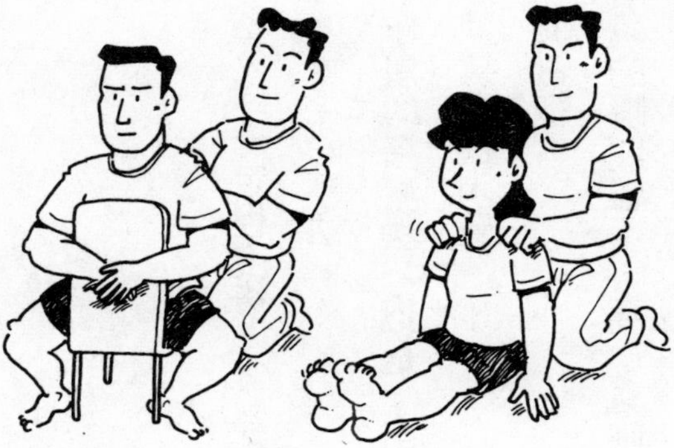

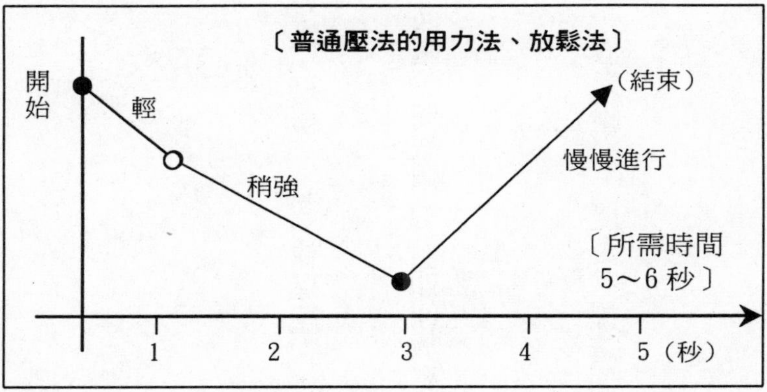

指壓技巧基本2

衝壓法

壓法是，開始時輕壓，到一定程度後，突然用力壓，最後，立刻放鬆壓力。這就是給予刺激強度變化的壓法。

衝壓法是利用反射作用的指壓法。但是，用於何處，何時用力，如何放鬆等刺激的變化，要熟悉其技巧很困難。

請參考次頁的圖，反覆練習。

重點在於，最後階段的瞬間離手，要一氣呵成、放鬆壓力。能否掌握這個關鍵，對呈現的效果，有很大的影響力。

衝壓法只能在背部使用，絕不能用在其他部位。

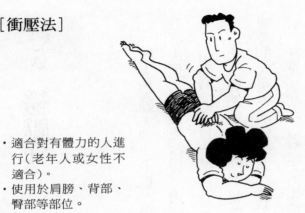

［衝壓法］

・適合對有體力的人進行（老年人或女性不適合）。
・使用於肩膀、背部、臀部等部位。

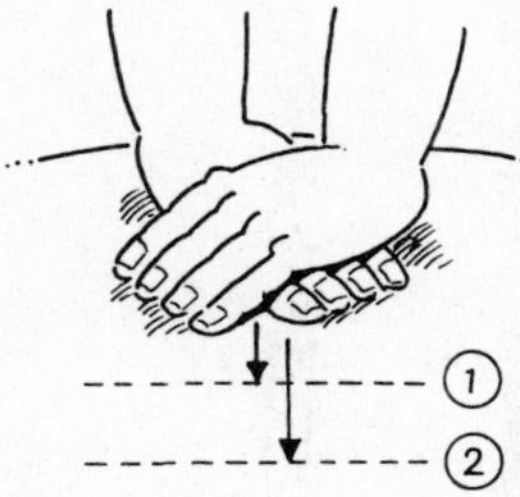

・雙手交疊，用整個手掌來按壓。
・按壓到某種程度（①的深度之後），再突然用力按壓（②的深度），然後啪地放鬆力量。

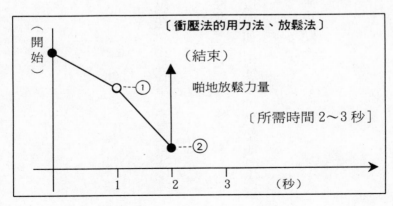

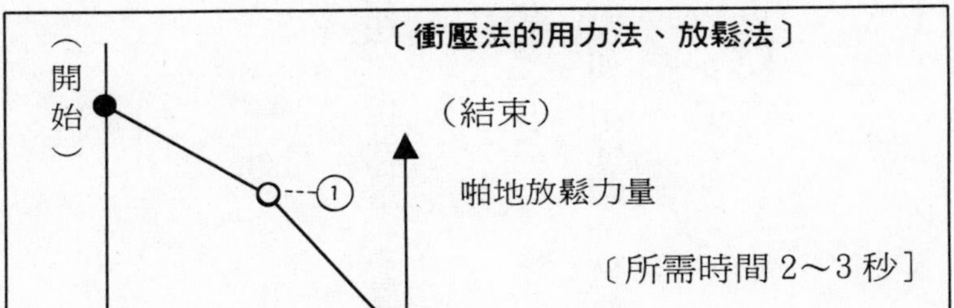

指壓技巧
基本
3

緩壓法

輕↓稍強↓強……以二段、三段式力量變化的壓法。也就是「普通壓法」的應用型，只是更緩慢、更仔細。

指壓時間，每一階段為三秒鐘，總計十秒鐘為標準。

此法與衝壓法相同的秘訣在於力量的變化。所以要利用枕頭、坐墊或是肉較多的大腿等部位來進行練習。

緩壓法如果以雙手拇指或手掌重疊來進行，效果更好。

[緩壓法]

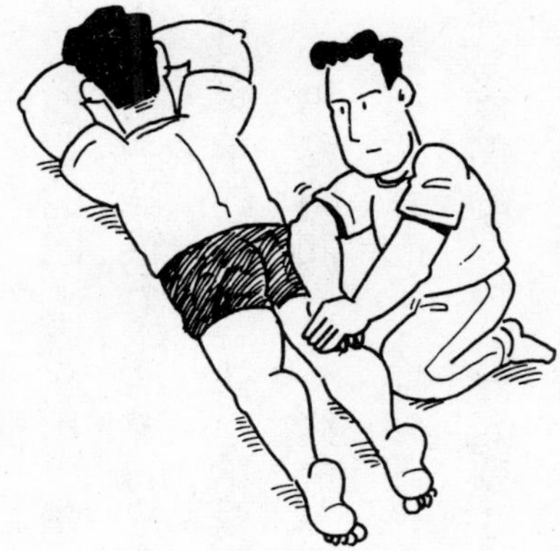

・用雙手或單手皆可。
・使用於背部、腰、臂、腳等部位。

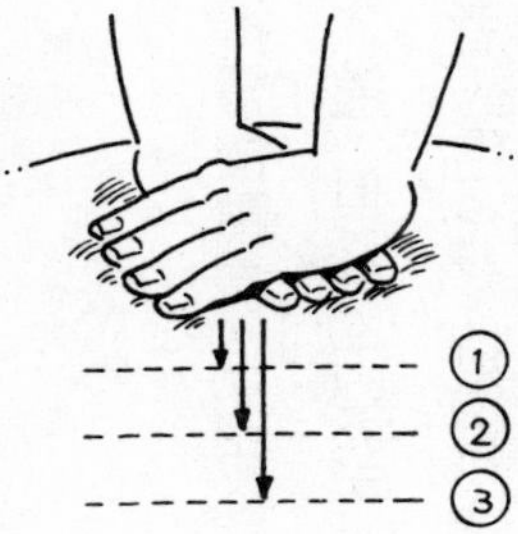

・緩慢、柔和地從①→②→③一邊停止一邊靜靜地壓。
・放鬆力量時也要緩慢地進行。
・不宜過度用力。

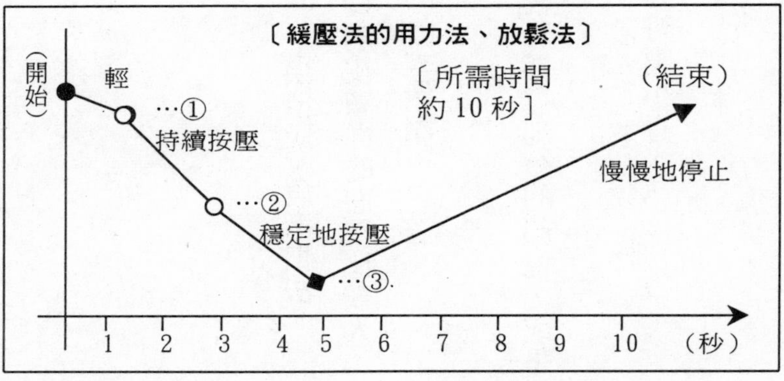

指壓技巧
基本
4

持續壓法

簡單的說，就是用手掌、持續按壓廣泛的皮膚面，也稱作廣角指壓法。

此法雖然不能準確的按壓穴道，但是，由於手掌接觸皮膚面的面積比較大，可以將手的「氣」傳送給受壓者，這正是持續壓法的一大優點。

指壓時間以一分鐘最為適當。

要注意的是，在頸部、手肘、膝、肋骨附近等較難抵擋刺激的部位，或是容易疼痛的部份，一定要小心進行。

尤其是國人比較多O型腳，因此，指壓膝部時要特別小心。

[持續壓法]

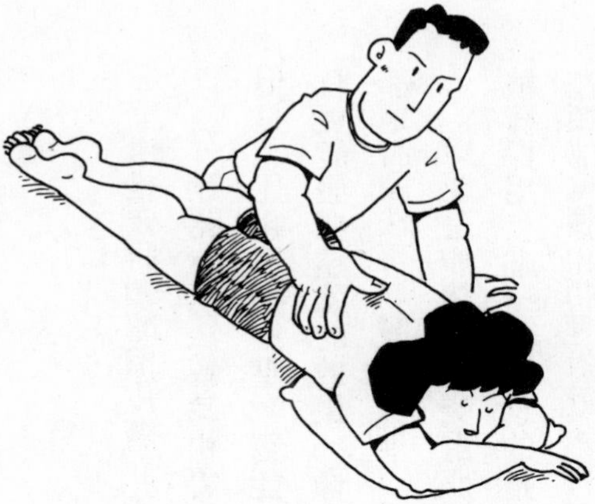

・為了支撐身體，不使用的手要貼地。
・使用於頸部、肩膀、背部、腰、腳等部位。

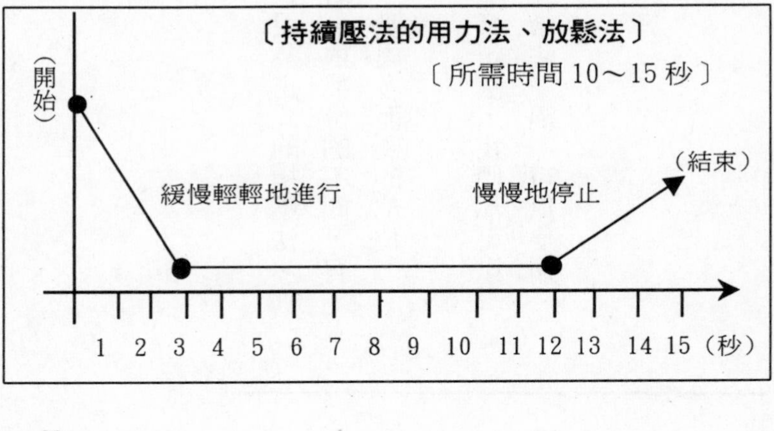

基本技巧

a 肘頭的技巧

這是要肘頭摩擦皮膚面的方法。

一般認為此法較為粗魯，專門學校不將它視為正式的指壓法。但是，比起拇指指壓，它能得到更強烈的刺激，依部份的不同，有時更能發揮超強的效果。像背部等面積較大、肌肉多而硬的部位，都是肘頭法可以發揮的地方。

只要是能讓人感覺舒服，並且有效果的指壓新法，我們都可以積極採用。唯一要注意的是，像這種強烈的刺激法，絕不可以使用在頸部、膝和肋骨附近。

〔肘頭的技巧〕

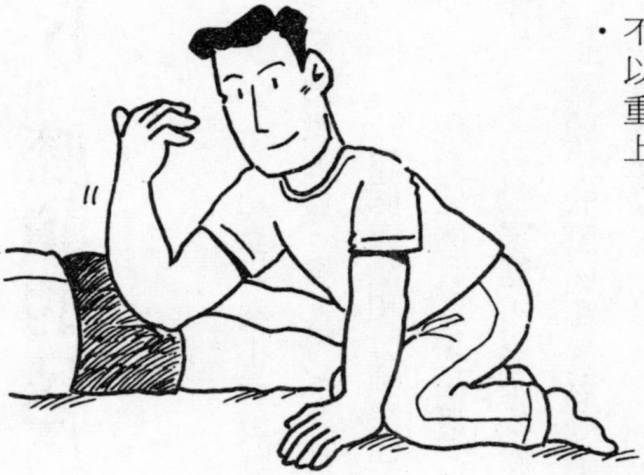

・不使用的手貼地，以便不讓自己的體重加諸於對方身上。

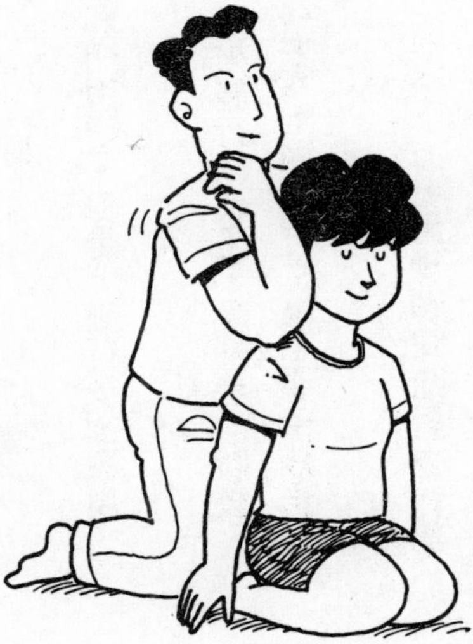

・在肩、腰、臀部等肉較厚的部位進行。

基本技巧

b 膝頭的技巧

這是身材矮小者對身材高大者進行的方法。指壓者用膝走在受壓者的背、腰、臀部的背面來施行。

這個方法和肘頭法同被視為是邪門歪道。但是，施行後卻發現，不僅方便而且效果超群。

一般家庭可以請小學以下的孩子來施行。但是，受壓者的膝後，腳脖子的肌肉和骨骼受損的可能性很大，因此，千萬不要用膝走在這些部位上。

此外，其應用型是，掛在門上橫木下方，用雙腳踩踏對方背部的方法。您也可以試試看。

〔膝頭的技巧〕

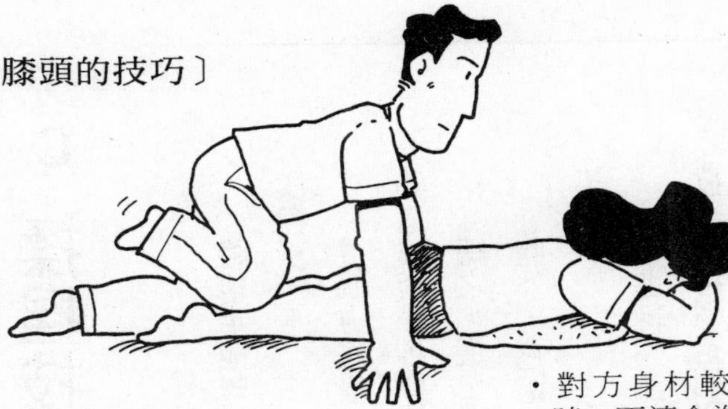

・對方身材較小（弱）時，不適合進行。
・用雙手牢牢地支撐體重，不以雙腳而利用單腳逐一進行較好。

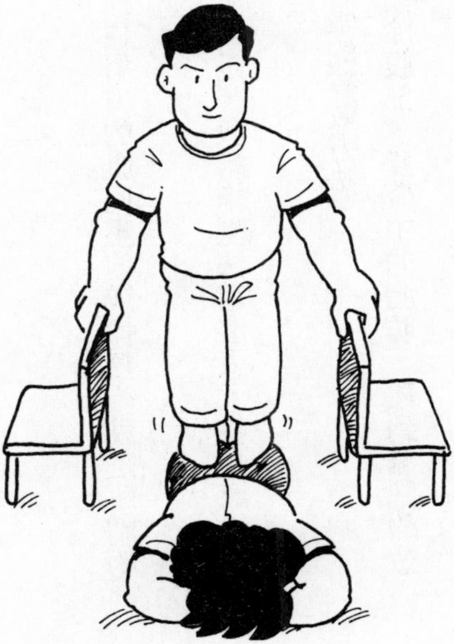

・扶住某物站在對方的腳或臀部上方，乃是本技法的變化型。

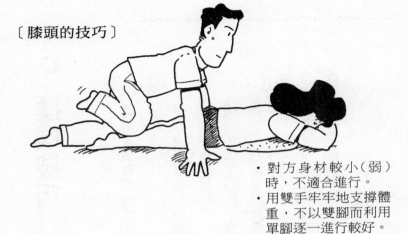

基本技巧

C 揉捏技巧

將單手或雙手攤開，抓住對方的肌肉壓迫或揉捏，就是所謂的揉捏法。

這個方法很類似按摩，但是，我的指壓法還溶入了整骨療法，柔道技術等各種技巧。

總之，這是消除肌肉緊張的有效方法。

此外，它還可以有效消除腹部、雙臂中的脂肪，達到減肥的效果。

在進行頸部及手腳揉捏時，一定要給予頸、手腕、腳踝等處支撐，保持穩定的姿勢。

〔揉捏技巧〕

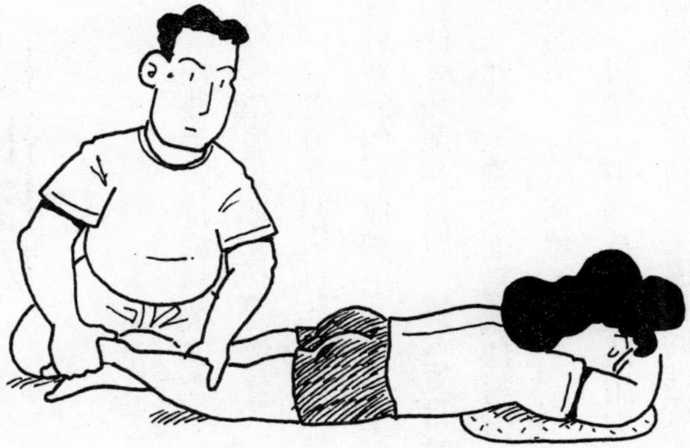

・在大腿、小腿肚、頸部、雙臂等棒狀的部分進行
・即使長時間進行，也不會覺得疲倦。
・雙手、單手皆可，不過如果是較粗的部分(肩膀等)，則好像用雙手挾住一般地來進行較好。

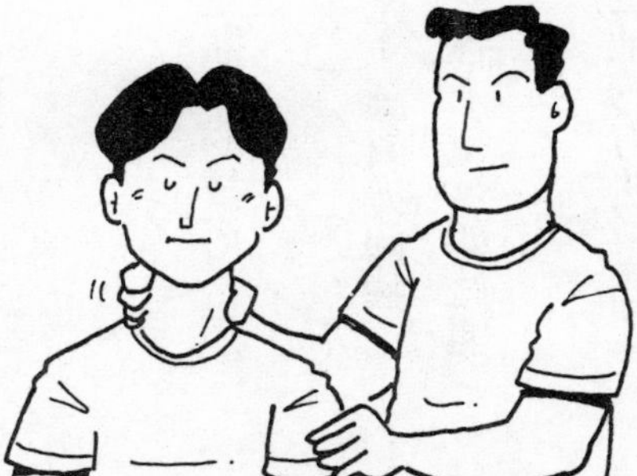

・使用於頸部時，要儘量放柔軟，好像包住一般地仔細進行。

基本技巧

d 拉扯技巧

用雙手拉扯對方的頭部、背骨或者是手臂和足關節的技巧。類似整體或者是運動按摩的技巧。

為各位介紹最具代表性的技巧，如次頁①圖所示，讓對方仰躺、雙腳置於對方雙肩上，用雙手抬起對方的臉，輕輕往上拉，如此能夠伸展頸部和背肌、讓人覺得舒服。

此外，圖②則是挾住對方的腳，抬起腳脖子拉扯的方法。如此也能使人心情愉快。

可是，這個技巧不能用力施行，否則會損傷肌肉或骨骼，必須詢問對方的狀態，溫和的進行。

〔拉扯技巧〕

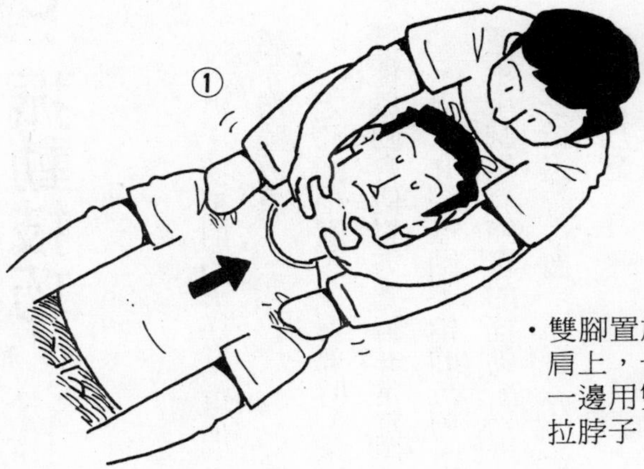

・雙腳置於對方的雙肩上，一邊按壓，一邊用雙手慢慢地拉脖子。

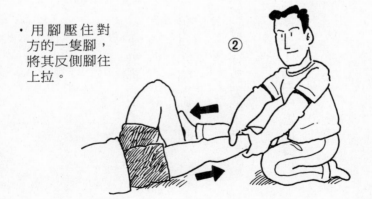

・用腳壓住對方的一隻腳，將其反側腳往上拉。

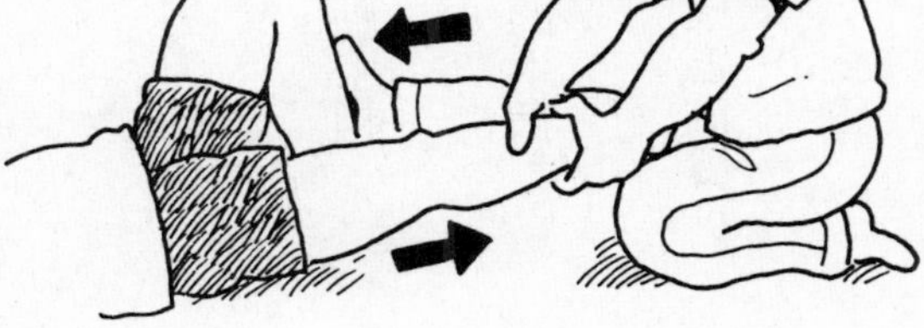

基本技巧

e 振動技巧

抓、挾壓迫的方法，再加上振動的技巧。振動能提高對方的快感，增強效果。

因此，指壓頭或背部時，不單只是指壓，也可以小幅振動手指，這種振動會使對方覺得非常舒服、心情愉快。

再來介紹振動手指的技巧。這個秘訣在於輕輕挾住對方的手指，運用手腕做有節奏的搖動。

要結束時，像拉住對方手指似的放鬆自己的手，若有噗滋的聲音更為理想。

[振動技巧]

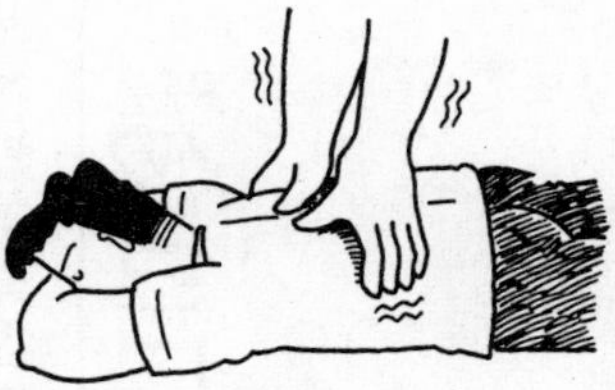

・用手指或手掌一邊按壓，一邊慢慢地振動。

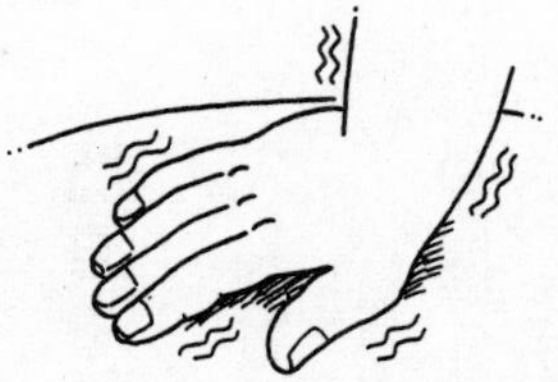

・手掌抵住，很有節奏地振動。

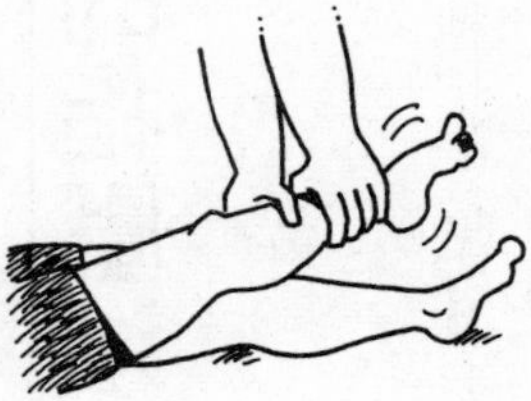

・用雙手將腳或手臂往上抬，加以振動。

・挾住對方的手指，輕輕地振動，發出噗茲的聲音後放。

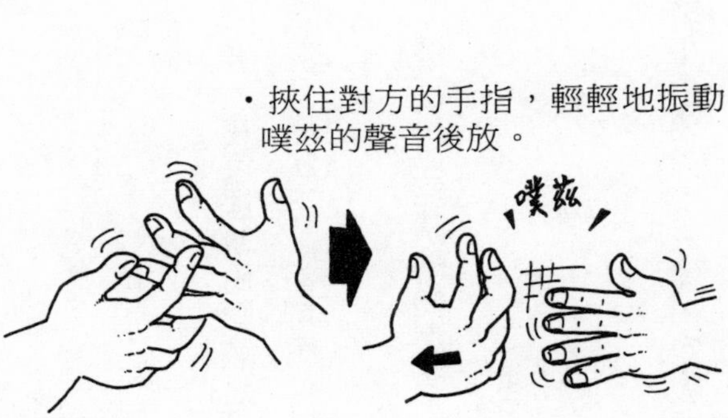

花點工夫提高效果！

為自己準備的指壓法

以上為各位介紹了各種指壓技巧及方法。一般人在家裡使用應該是足夠了。如果熟練這些技巧的話，不管是在任何狀況及症狀下，都可應付自如。

各位可以花點工夫，了解自己的體質，建立適合自己症狀的指壓法。

必須注意的指壓事項

進行指壓治療時，要注意的事項如下：

(1)、指壓時間，以飯後一小時較為適當，至少也要三十分鐘。空腹和過飽時都不適宜。

時間帶方面，如果早上指壓會使人覺得太舒服而想睡覺，這恐怕會影響上午的工作。所以，最好在晚上泡完澡心情放鬆時進行。

(2)、指壓時間的長短因人而異，通常以三十分鐘較為適當。此外，指壓按摩是以三十分鐘為單位，有三十分鐘、六十分鐘、九十分鐘。但是，指壓時間過長，會使人覺得疲勞、倦怠，必須注意。

有時因為指壓過度，會產生瞑眩現象（好轉反應），然後睡個兩、三天。所以，指壓還是適度就好。

(3)、指壓前一定要排尿排便。尿液會使患者精神不集中，指壓效果減半。

(4)、經常保持與對方的溝通。

例如，強烈刺激時，如果事先沒有任何的知會，就用力按壓是不對的。最初先給予溫和的刺激，然後么喝一聲，傳遞訊息，等對方做好準備後再進行。

此外，要配合對方穴道或症狀的不同而要改變刺激強度時，也避免形成極端的刺激強弱，否則會使對方感到不舒服。應先詢問對方的感覺，再來進行指壓。

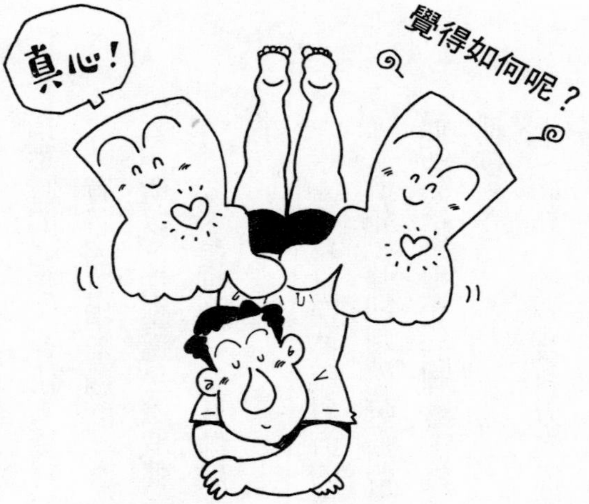

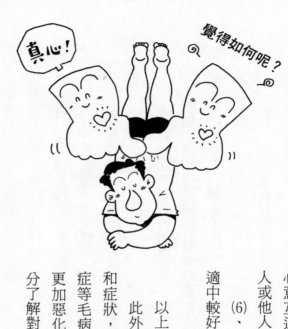

(5)、以真心真意來進行。施、受者的心意互通，是相當重要的一點。不論是家人或他人，這一原則都不變。

(6)、在安靜的環境中進行。溫度保持適中較好。

以上就是指壓的注意事項。

此外，指壓前最好先詢問對方的情形和症狀，如果對方有骨折或是椎間盤突出症等毛病時，再給予刺激的話，會使病情更加惡化。因此，事前一定要先溝通，充分了解對方的情形。

不可指壓的情形

指壓治療對大部份的症狀都可以進行，卻不是萬能。其中有些不適合指壓的症狀。

現在為各位介紹不可指壓的症狀。

絕對不可指壓的症狀（因為施術會導致危險的症狀），以及即使注意也儘可能不要施術的症狀（施術可能會使病症惡化），除了專家以外，一般人不管是以上哪一種病症，請都不要指壓。

★絕對不可以「指壓」的症狀

①、急性熱性病，急性傳染病。
②、癌、惡性腫瘤。
③、蛇毒、昆蟲毒。
④、腹膜炎、闌尾炎。
⑤、出血性疾病、咯血、吐血、腦溢血剛過後等。

⑥、外傷、骨折、脫臼過後。
⑦、嚴重內臟疾病、心臟瓣膜症、腎炎。

★必須小心謹慎進行的狀況

①、動脈瘤、高度動脈硬化症。
②、潰瘍性疾病、胃潰瘍、十二指腸潰瘍。
③、肺結核、脊椎骨瘍等重症。
④、梅毒、淋病及化膿性疾病治療時。

以上症狀的人絕對不能指壓之外，還有一些不知道該不該接受指壓治療的症狀，最好先和專家商量，一定能得到適當的建議。

第3章 症狀別指壓法

特效穴道刺激

本章將依照症狀別來介紹特效穴與指壓點。為了讓各位能夠在突發狀況時，馬上就能利用，所以避免繁文解釋，而以圖來表示重點。再詳細的說明，在遇到狀況時，如果不能發揮效用，也是枉然。所以，本章為了讓各位能夠徹底實用指壓法，特別以圖來說明。

不過，即使說明簡潔，基本的技巧和重點仍必須注意。若是覺得不夠完善，可以再回顧第二章的基本技巧。

大家都已經知道，指壓是利用各種技巧來抑制刺激或增進身體各部組織器官機能、調整身體機能、改善疾病症狀的方法。而各組織器官的機能是亢進或是抑制，則由給予刺激的方式來決定。

因此，實際進行指壓時，要注意該刺激會使機能抑制或是亢進，且要配合患者的體質和症狀來選擇指壓法。

本章中將充分活用這個主題，所以一定要閱讀這個部份，以成為學習正確指壓法的參考。

本章所處理的四十八種症狀，都是現代人容易罹患的症狀，所以利用價值極高。為了每一天都能健康的生活，我建議大家，從現在開始就好好學習。

此外，本章因症狀的不同，會多次出現脊椎這個名詞，這個名詞很複雜，位置也很難了解。因此，次頁刊載了脊椎及其周圍的特效穴道圖以供各位參考。

脊柱及其周圍的特效穴

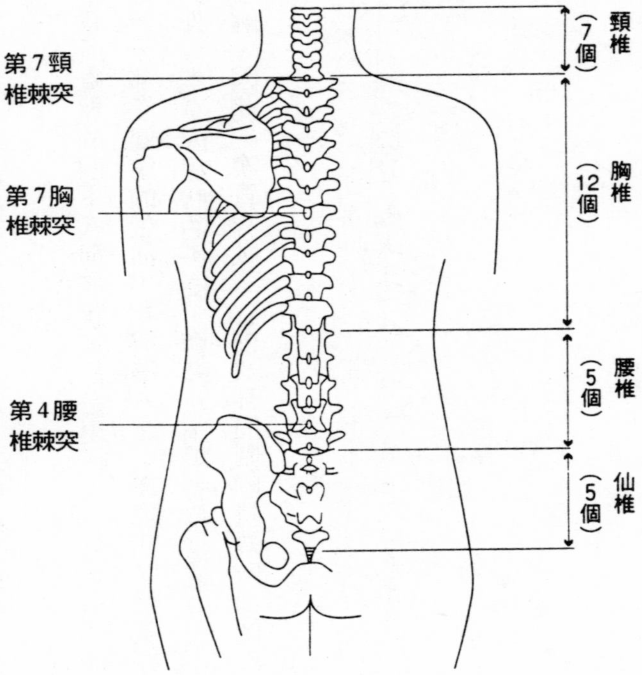

●本文說明中「棘突」的部位，是從頸部到腰的脊椎骨出現如節狀突起的部分。

●脊椎從上方算起，如圖所示，由 7 個頸椎、12 個胸椎、5 個腰椎及 5 個骶椎所構成。

●頸部往前垂時突出的兩個骨當中·上方的突起是第 7 頸椎，下方為第 1 胸椎。

●背部的穴道必須數棘突來決定位置，不過，事先記住第 7 頸椎、肩胛骨下端高度的第 7 胸椎和腰骨高度的第 4 腰椎比較方便。

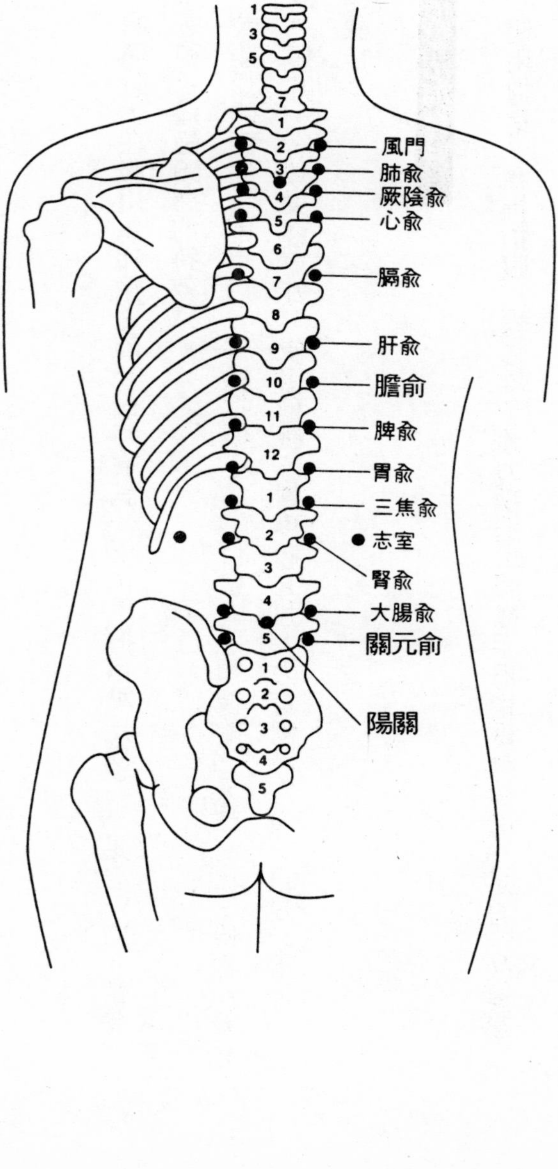
風門
肺兪
厥陰兪
心兪
膈兪
肝兪
膽俞
脾兪
胃兪
三焦兪
志室
腎兪
大腸兪
關元俞
陽關

頭痛

利用足底特效穴消除嚴重的頭痛！

頭痛時，在服用鎮痛劑之前，最好嘗試一下，用拇指壓足底的「足心」穴，能使疼痛緩和，這是頭痛的特效穴。

較難受的頭痛，則可以一併揉捏頭上的「百會」、頸後的「天柱」、「風池」及肩的「肩井」，效果會更好。使用稍微感到疼痛的強大力量刺激穴道，這是鎮靜頭痛的秘訣。

指壓法與秘訣

使用拇指、食指指腹，慢慢給予強力壓迫，將雙手拇指重疊按壓「足心」較容易用力。

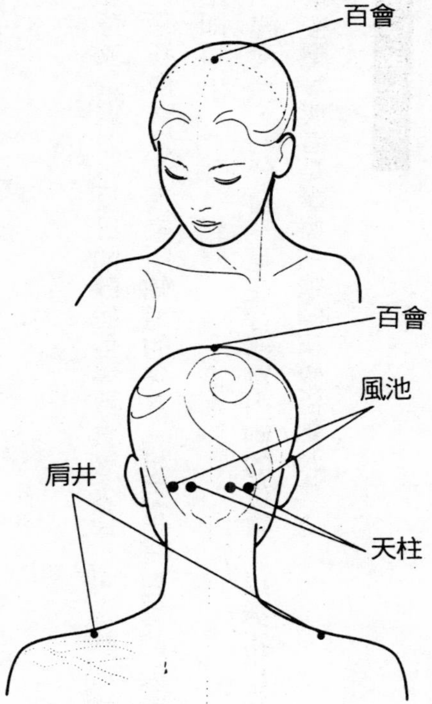

【指壓區】

足心…腳底的中央部。
百會…頭頂部。
天柱…頸窩的中央到左右兩側 2～3 公分處。
風池…頸窩的中央左右兩側約 4 公分處。
肩井…脖子根部與肩頭的中間點。

沒有食慾

用特效穴使疲勞的胃復原！

疲勞或是壓力、夏日懶散症等導致食慾欠佳，可以利用「足三里」、背部的「脾俞」、「肝俞」穴。大家所知道的灸穴「足三里」對胃的失調有效，只要用拇指或食指按壓即可。

「脾俞」、「肝俞」是在背部胃內側的位置。以拇指指腹慢慢的按壓，或使用整個手掌按壓，或者是摩擦到整個皮膚溫熱為止。

指壓法與秘訣

基本上利用拇指和食指指腹刺激穴道。不過，用手掌按壓整個背部會覺得非常舒服。

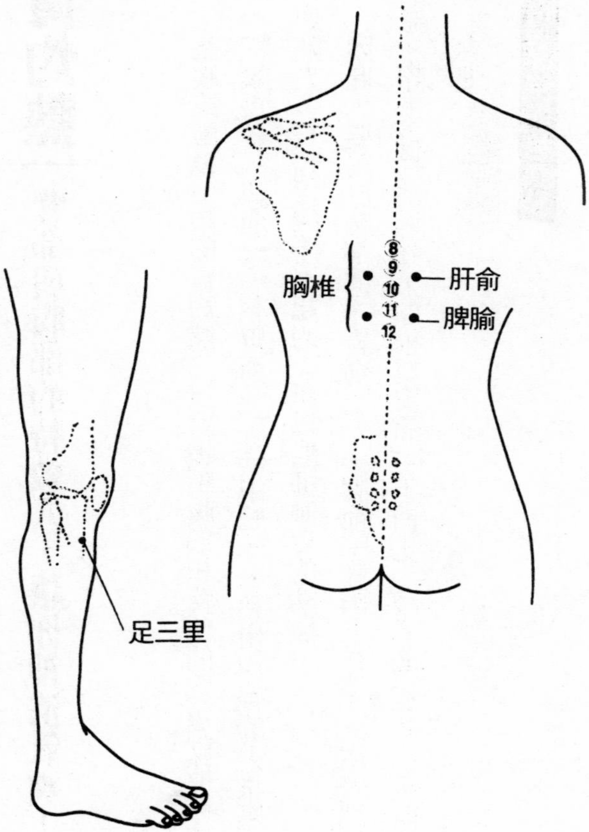

【指壓區】

足三里…膝下的突出骨算起 3 指寬距離的下方外側。
脾俞…第 11 胸椎棘突下方算起左右兩側 2 指寬處。
肝俞…第 9 胸椎棘突下方算起左右兩側 2 指寬處。

胃灼熱

背部與腹部的特效穴，讓你神清氣爽！

空腹或飯後引起的胃灼熱，只要指壓腹部和背部的穴道就能夠去除。特效穴是「脾俞」、「胃俞」、「中脘」，利用均等的力量壓或摩擦比較有效。

胃灼熱大多是因胃酸所引起的，所以要抑制胃的功能。因此，要對於背部的「胃俞」、「脾俞」穴由下往上，逆著經絡流通的方向給予刺激。除了胃灼熱以外，如果有胃痛、不消化、噁心的症狀出現時，要併壓肚臍側面的「天樞」。

指壓法與秘訣

用手掌或手指指腹，輕輕按壓或摩擦。

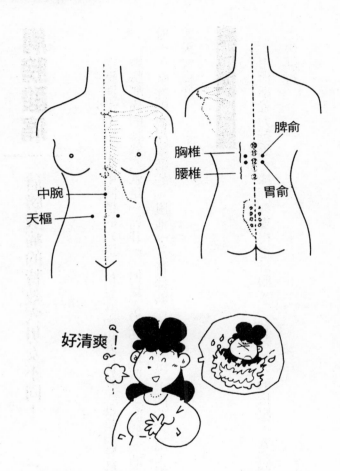

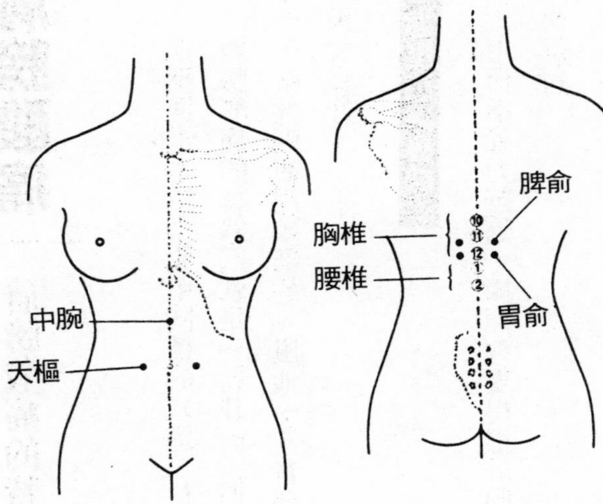

【指壓區】

脾俞…第 11 胸椎棘突下方算起左右兩側 2 指寬處。
胃俞…第 12 胸椎棘突下方算起左右兩側 2 指寬處。
中脘…心窩與肚臍的中間點。
天樞…肚臍左右兩側 2 指寬處。

肩膀酸痛

肩膀酸痛的特效穴男女不同！

指壓通常是男女使用同樣的穴道，但是其中也有例外，就是肩膀酸痛。肩膀酸痛的特效穴就是「肩井」。但是，男性可以使用手肘的「曲池」和胸的「中府」，女性則使用頸部的「風池」及背部的「天髎」等不同的穴道，根據經驗，如此效果會更好。

指壓法與秘訣

用拇指強力按壓、揉捏會覺得很舒服。「肩井」穴的按壓，要將體重垂直加諸其上來進行。

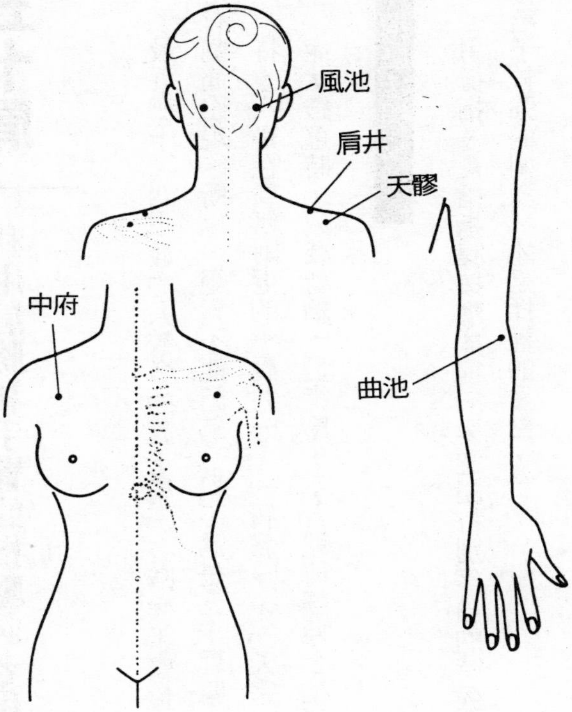

【指壓區】

《男性》

肩井…脖子根部與肩頭的中間點。

曲池…手肘內側橫紋的最外側。

中府…鎖骨下方陷凹處到 2 指寬下方的陷凹處。

《女性》

肩井…參照男性項目。

風池…頸窩的左右兩側約 4 公分處。

天髎…從「肩井」到背部側約 2 公分下方。

五十肩

利用肩膀和手臂的指壓向老化說再見！

最近三十、四十歲的人較多的五十肩，有時候手臂沒有辦法由正側面抬舉，或者是有劇痛出現，所以，絕對不能認為「只不過是五十肩嘛！」而掉以輕心。

特效穴是在肩膀附近的「肩井」、「肩髎」、「天宗」與手臂的「曲池」。

症狀嚴重時，只要持續一週指壓，手臂就能輕鬆上抬了。

指壓法與秘訣

用拇指、食指指腹按壓揉捏。要避開特別疼痛的時候。最初要輕輕的揉捏，再慢慢給予較強的刺激，才是揉捏的重點。

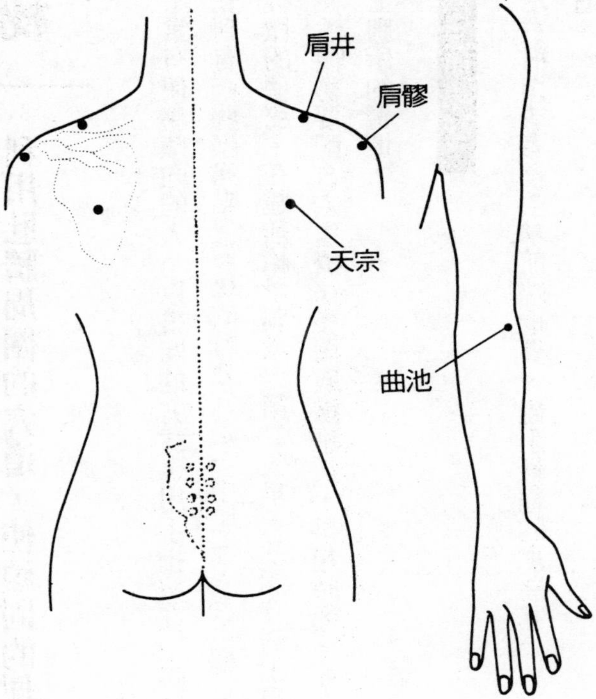

【指壓區】

肩井…脖子根部與肩頭的中間點。
肩髎…肩膀外端後側的陷凹處。
天宗…肩胛骨的中央往下 4～5 公分處。肩胛骨的正中央。
曲池…手肘內側橫紋的最外側。

便秘

利用肚臍周圍的穴道，使頑固的便秘一掃而空！

平常有便秘傾向的人，以畫圓的方式，用手指按在距離肚臍三～四公分處，應該會感覺到有一些壓痛點。便秘的特效穴是「中脘」、「天樞」、「大巨」、「關元」。若是輕微的便秘，在睡前給予刺激，第二天早上就能立刻出現效果。

慢性便秘要配合穴道療法多攝取纖維質、早起時喝一杯水，即使不想排便，也要養成上廁所的習慣。

指壓法與秘訣

左右拇指或者是手掌前端重疊，體重輕輕的加諸其上，以順時鐘畫圓的方式按壓各穴道。

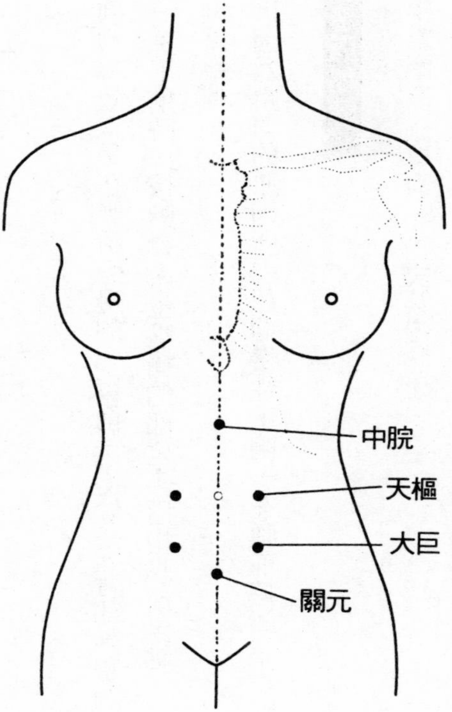

【指壓區】

中脘…肚臍與心窩的中間點。
天樞…肚臍左右兩側 2 指寬處。
大巨…天樞下方 2 指寬處。
關元…肚臍與恥骨的中間點。

下痢

即使是緊急的症狀也能完全停止！

下痢的特效穴是在肚臍旁邊的「肓俞」，以及從背部到腰的「肝俞」、「膽俞」、「腎俞」。下痢時，按壓會產生壓痛的部位，用指腹或手掌，輕輕按壓摩擦幾分鐘，通常下痢就會停止了。

最近因為壓力的原因所引起的慢性下痢，在睡前持續指壓較好。

指壓法與秘訣

用手掌摩擦「肓俞」，使其溫熱。

其他注意事項　如果是食物中毒或傳染病，則要找醫師診治。

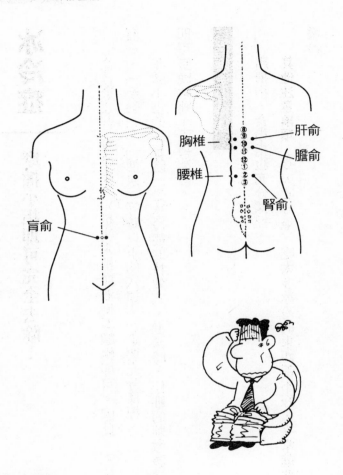

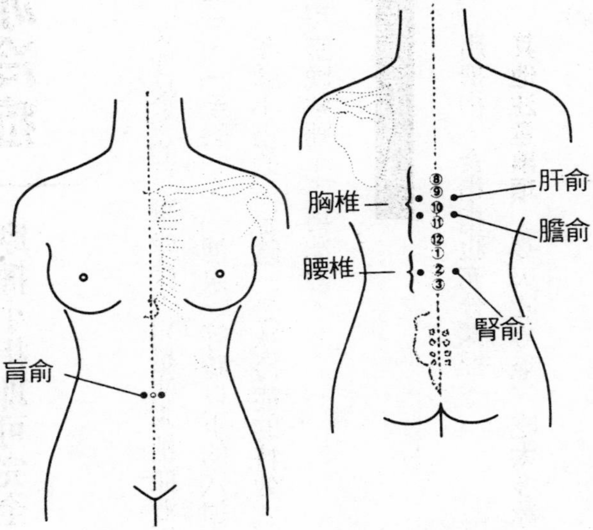

【指壓區】

腎俞…第 2 腰椎棘突下方算起左右兩側 2 指寬處。
肝俞…第 9 胸椎棘突下方算起左右兩側 2 指寬處。
膽俞…第 10 胸椎棘突下方算起左右兩側 2 指寬處。
肓俞…肚臍左右兩側約 2 公分處。

冰冷症

摩擦小指即可完全去除！

女性較多的足腰發冷，只是使末梢血液循環順暢即可。因此，「三陰交」、「復溜」、「至陰」、「湧泉」等膝以下的穴道，一定要充分揉捏。

在腳小指的「至陰」是冰冷症的特效穴。泡澡時，仔細的刺激該穴，使腳溫暖，即可整晚熟睡，不再冰冷。

指壓法與秘訣

用拇指、食指指腹充分揉捏。

其他注意事項：夏天吹冷氣、吃太多冰冷的東西都不好，平常就要注意勿使身體發冷。

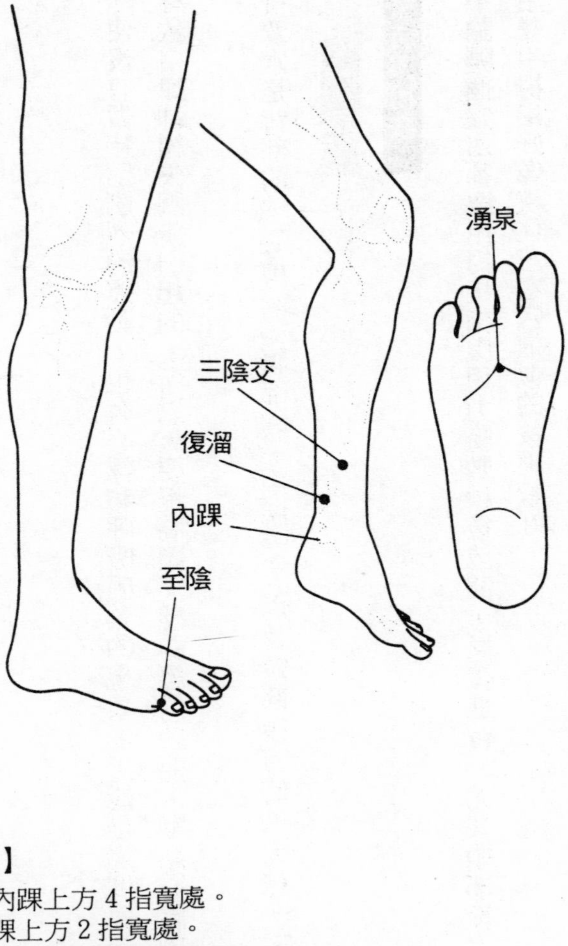

【指壓區】

三陰交…內踝上方 4 指寬處。
復溜…內踝上方 2 指寬處。
至陰…腳的小趾指甲根部外側。
湧泉…腳底板中心到腳趾方向約 3 公分處。

心悸、呼吸困難

——利用強刺激輕鬆上下樓梯！

即使沒有做特別劇烈的運動，也有心悸和呼吸困難的現象，可能是過度疲勞或壓力，導致自律神經失調所引起的。所以，要提高副交感神經的功能，壓制心臟的興奮狀態。

特效穴是背部的「心俞」、腹部的「中脘」，以及頸部後方的「天柱」、「風池」。

指壓法與秘訣

不論哪個穴道都要用拇指指腹用力壓數秒後放開，反覆進行。尤其頸部後方的穴道，用雙手拇指好像挾住左右穴道似的按壓較好。

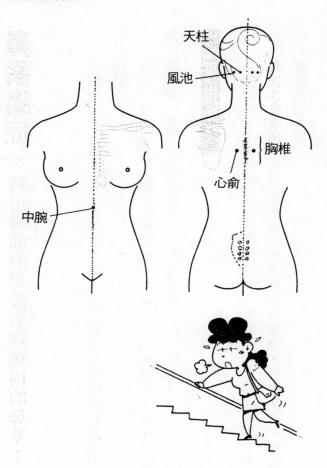

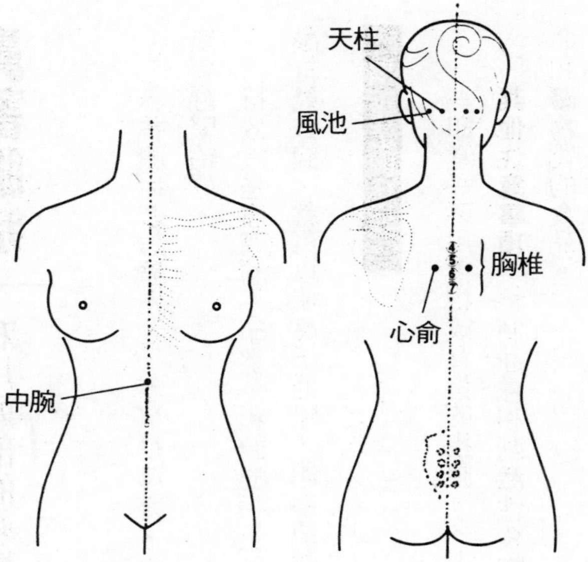

【指壓區】

心俞…第 5 胸椎棘突下方算起左右兩側 2 指寬處。
天柱…頸窩的中央到左右兩側約 2～3 公分處。
風池…頸窩的左右兩側約 4 公分處。
中脘…肚臍與心窩的中間點。

鼻蓄膿症

利用頭部的刺激消除頑固的鼻塞！

鼻蓄膿症若放著不管，不只是鼻塞，也是頭痛及妨礙注意力集中的原因，因此一定要趕緊治好。

特效穴是眉間的「印堂」和頭的「上星」、「百會」。使用指尖或拳，分別輕輕敲打幾分鐘，就可以使鼻子通暢，頭腦清醒。

指壓法與秘訣

「印堂」要用中指或食指的指腹，「上星」、「百會」則用拳頭，輕輕敲打。

其他注意事項：控制油膩和刺激性食物的攝取，多吃蔬菜、海藻類含有豐富維他命和礦物質的食品。

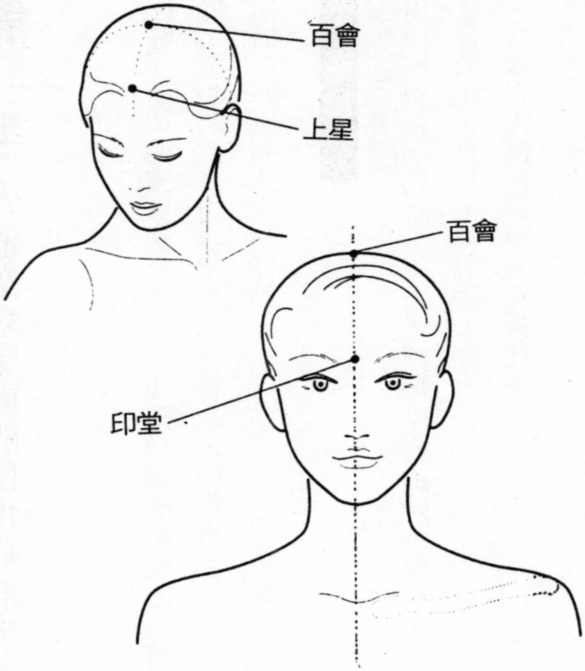

【指壓區】

印堂…左右眉毛的正中央。
上星…眉間與頭頂的連結線上距離髮際約 2 公分上方。
百會…頭頂部。

牙痛

——應急穴道像變魔術般使疼痛消失！

因蛀牙使牙齒或牙齦疼痛時，找牙科醫師做根本治療是最重要的。如果只是要緩和疼痛，緊急的處置方法則是進行特效穴的指壓。

這時，特別是手的「曲池」、「合谷」、「內關」及眼下的「四白」非常有效。

指壓法與秘訣

用拇指與食指指腹，用力持續按壓穴道一分鐘，是其秘訣。如此反覆按壓幾次，疼痛就會消失，真是不可思議！

「合谷」穴道也可用衣夾挾住。

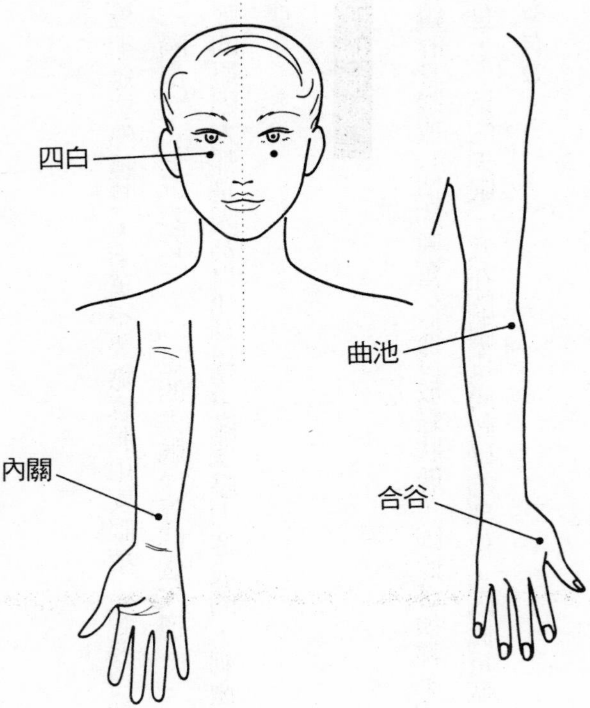

【指壓區】

曲池…手肘內側橫紋的最外側。
合谷…手背側，拇指與食指之間的指縫到靠近手腕的 3 公分處。
四白…瞳孔正下方，距離下眼眶邊緣 1.5 公分下方處。
內關…手掌與手腕交接的中央到靠近手肘側約 3 公分處。

不易熟睡

利用溫和的穴道刺激讓睡眠安穩！

疲倦卻無法熟睡時，千萬不要隨意服用安眠藥。想要自然入睡，可以利用「人迎」、「膈俞」、「三陰交」、「足的失眠」等四個穴道。

失眠的原因大都是因為自律神經紊亂或壓力造成的，刺激這些穴道，就能消除神經的緊張。

指壓法與秘訣

要鎮靜身體或心情的興奮，保持放鬆狀態，因此必須輕柔的按壓揉捏。

但是，「足的失眠」穴在腳跟皮膚較硬的部位，因此這個穴道要用拇指指腹用力按壓才會有效。

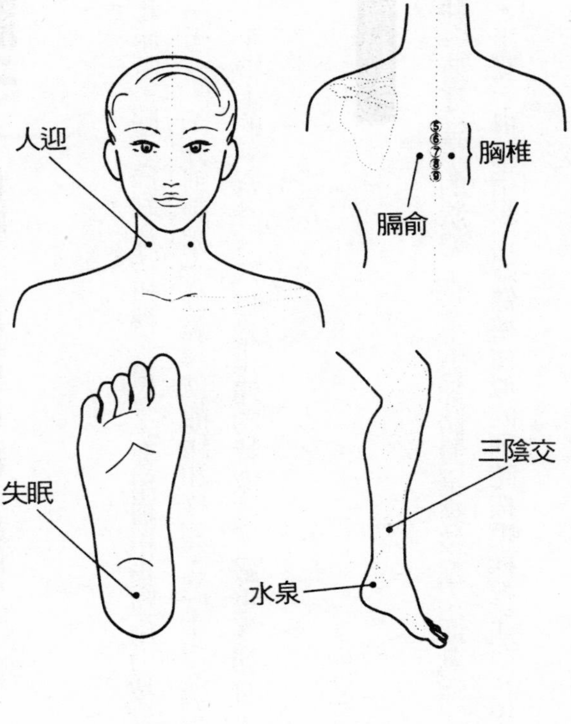

【指壓區】

人迎…喉結兩側感覺脈搏跳動處。
膈俞…第 7 胸椎棘突下方算起左右兩側 2 指寬處。
三陰交…內踝上方 4 指寬處。
足的失眠穴…腳底根部中央。

睡擰脖子

指壓十分鐘即可緩和症狀！

早上起床時，脖子痛到無法扭轉，這時，要用拇指指腹用力按壓肩中央的「肩井」與頸部的「天柱」，分別刺激十分鐘，就能緩和疼痛，脖子也能輕鬆的活動了。

此外，手臂上的「合谷」穴也是止痛的特效穴。嚴重疼痛時，就從揉捏這個穴道開始吧！

指壓法與秘訣

「肩井」要在坐下的狀態，從上方加諸體重來按壓；而刺激「天柱」時，則採用俯臥姿勢。用雙手拇指指腹，好像挾住似的同時按壓揉捏左右穴道。

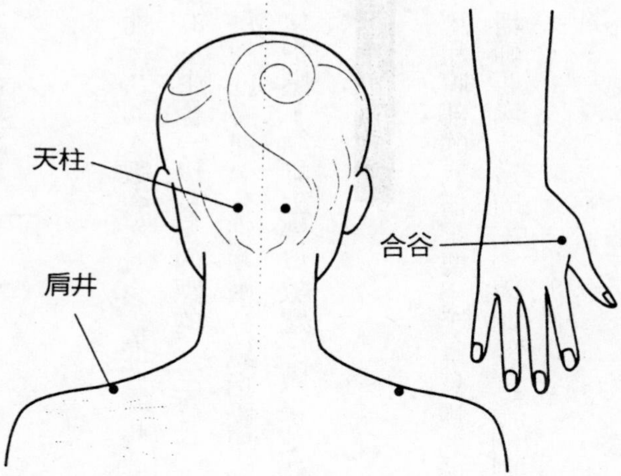

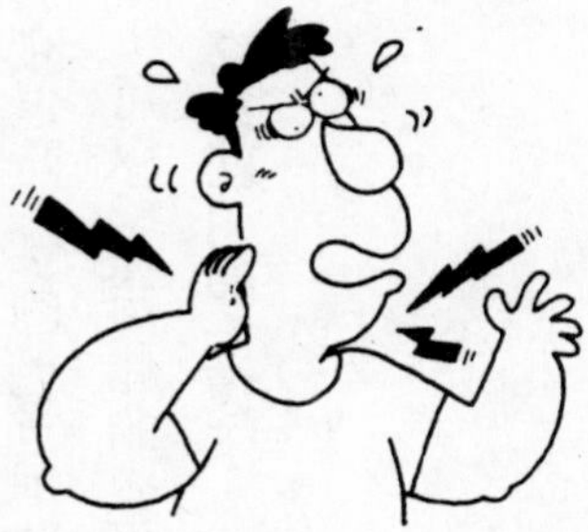

【指壓區】

肩井…脖子根部與肩頭的中間點。
天柱…頸窩的中央到左右兩側 2～3 公分處。
合谷…手背側，拇指與食指之間的指縫到靠近手腕的 3 公分處。

精力減退

能夠回復青春泉源的穴道！

性行為的次數突然減少、無法勃起、感覺精力衰退時，腰的「腎俞」、「膀胱俞」、腹部的「中極」以及足內踝的「三陰交」等穴道，可以發揮極棒的效果。

每晚就寢前，分別花數分鐘指壓，一週後，精力就明顯恢復了。如果請妻子或戀人為您指壓，精神上得以放鬆，效果更佳。

指壓法與秘訣

腰和腹部的穴道，要用手掌輕輕的按壓揉捏；「三陰交」則用拇指指腹輕輕的壓迫。精神要素非常的大，因此要舒適的刺激才好。

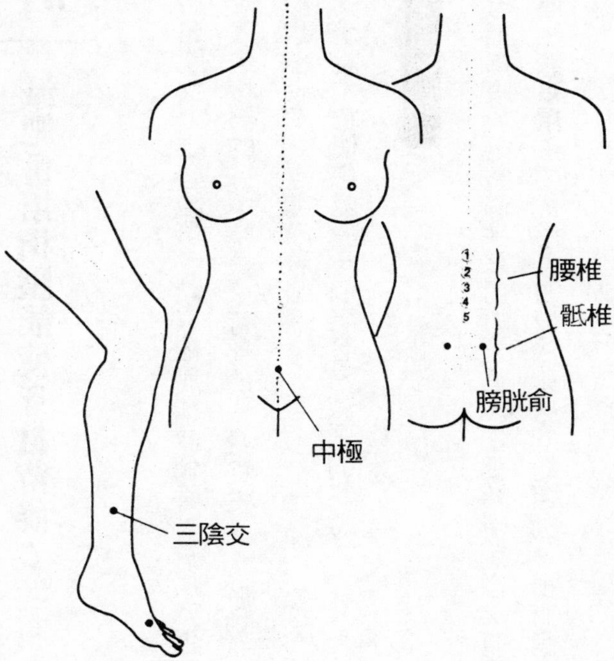

【指壓區】

腎俞…第 2 腰椎棘突下方算起左右兩側 2 指寬處。
膀胱俞…第 2 骶骨孔外側約 1.5 公分處。
中極…肚臍下方 12～13 公分處。
三陰交…內踝上方 4 指寬處。

肥胖

減肥併用指壓能使身材苗條！

雖然在飲食上小心謹慎，體重卻無法減輕時，併用穴道刺激，就能順利減肥。特效穴是腹部的「中脘」、背部的「身柱」、「脾俞」。刺激這些穴道能抑制食慾，同時也能使體內熱量代謝旺盛。

也就是說，它使您處於一個更容易減肥的狀態。

指壓法與秘訣

用拇指指腹或是整個手掌用力壓迫，仔細給予刺激，直到皮膚表面溫暖為止。

其他注意事項：要併用食物療法和適度的運動，很有耐心的持續下去。

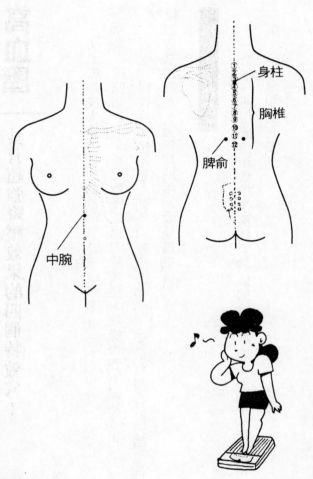

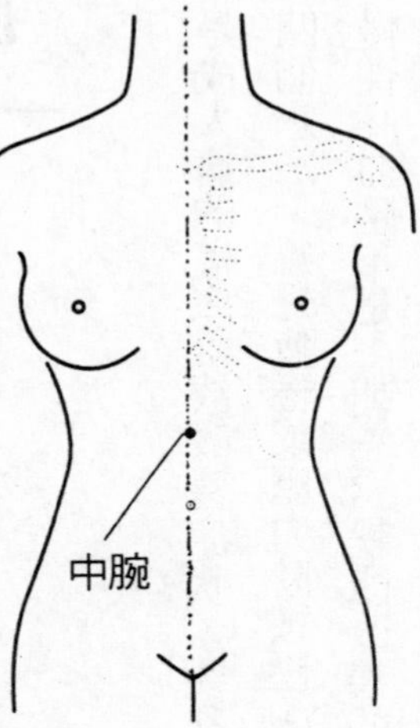

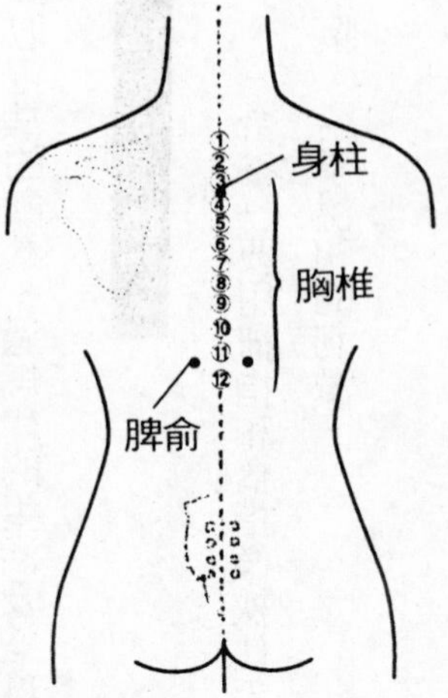

【指壓區】

中脘…肚臍與心窩的中間點。
身柱…第 3 胸椎棘突正下方。
脾俞…第 11 胸椎棘突下方算起左右兩側 2 指寬處。

高血壓

——具有超強降壓效果的四個特效穴！

高血壓是成人病的溫床；欲改善症狀，要利用「合谷」、「人迎」、「心俞」、「湧泉」等四個穴道。感覺疲倦或壓力時按壓，就能得到不錯的效果。

但是，慢性高血壓不是一朝一夕就能改善的，要很有耐心的持續進行。同時還要攝取正常的飲食、過規律的生活及適度的運動。

指壓法與秘訣

「合谷」要用拇指和食指像挾住手掌似的給予壓迫；而「人迎」則用食指和拇指指腹，給予溫和的刺激。

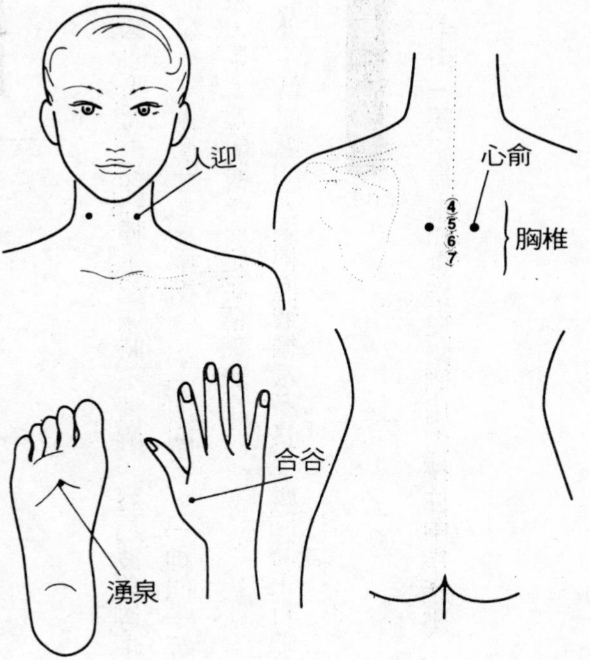

【指壓區】

合谷…手背側，拇指與食指之間的指縫到靠近手腕的 3 公分處。
人迎…喉結兩側感覺脈搏跳動處。
心俞…第 5 胸椎棘突下方算起左右兩側 2 指寬處。
湧泉…腳底板中心到腳趾方向約 3 公分處。

低血壓

——利用手足穴道的刺激，讓清醒時神清氣爽！

因低血壓而不易熟睡，起床時不清醒，容易疲倦等煩惱以女性較多見。這時可以利用的是，「太衝」、「中衝」、「內關」、「神門」等手足穴道。每天花幾分鐘給予刺激，早上起床時，一定神清氣爽！

此外，低血壓的人末梢血液循環不良，應同時進行運動手腕及腳脖子以達效果。

指壓法與秘訣

「中衝」要用拇指和食指從兩側用力挾住中指指壓。其他穴道則用指腹按壓或揉捏。

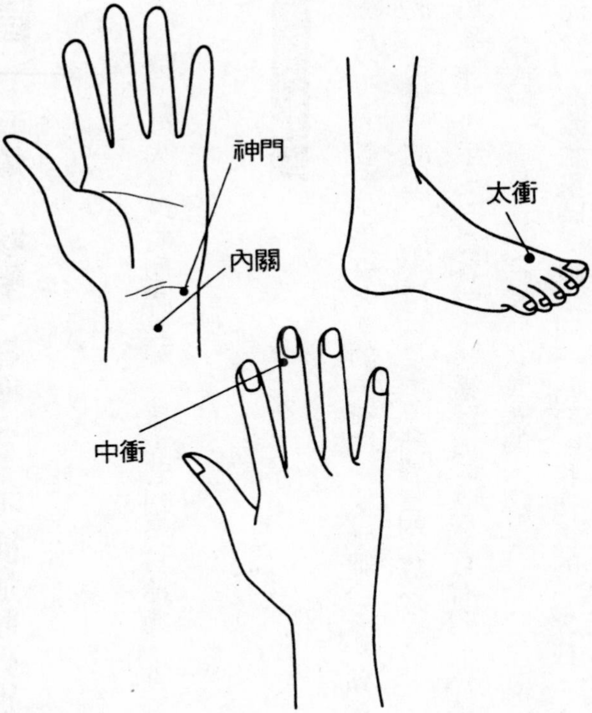

【指壓區】

太衝…腳背，拇趾與食趾的趾縫到靠近腳脖子的 5～6 公分處，在第 1、第 2 蹠骨的股部分。
中衝…手的中指指甲根部，食指側。
內關…手掌與手腕交接的中央到靠近手肘側約 3 公分處。
神門…手掌與手腕交接的小指側小圓骨的前方。

感冒

發燒、咳嗽、鼻塞……不同症狀分別治療！

感冒時，每次出現的症狀並不一樣，若想早日治癒，則要針對症狀、集中刺激穴道。

指壓法與秘訣

感冒引起的發燒，指壓背部的「風門」、「肺俞」和頸後的「風池」較為有效。「風池」是感冒的出入門，所以是治療熱感冒的特效穴。

喉嚨痛時，手的「合谷」；咳嗽時與呼吸器官有關的「肺俞」、「中府」、「魚際」、「孔最」都是緩和各種症狀有關的穴道。

此外，鼻塞嚴重時，眼下的「四白」和頸後的「天柱」、「風池」給予重點式的刺激，鼻子就可暢通、呼吸順暢。

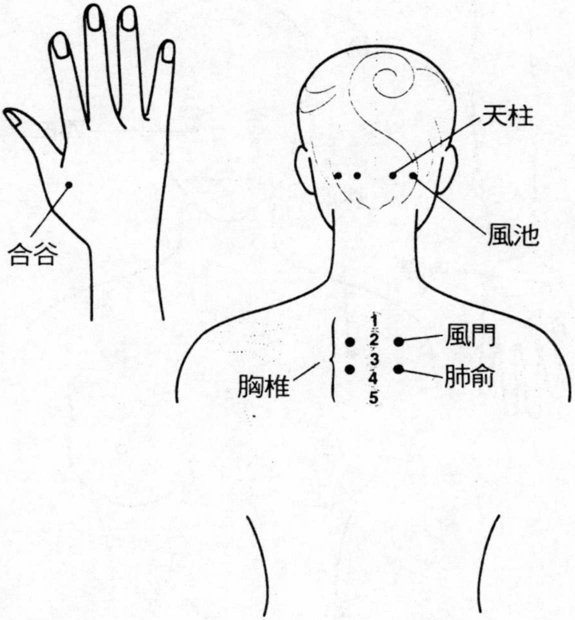

【指壓區】

①《發燒》

風門…第 2 胸椎棘突下方算起左右兩側 2 指寬處。

肺俞…第 3 胸椎棘突下方算起左右兩側 2 指寬處。

風池…頸窩左右兩側約 4 公分處。

②《喉嚨痛》

合谷…手背側，拇指與食指之間的指縫到靠近手腕 3 公分處。

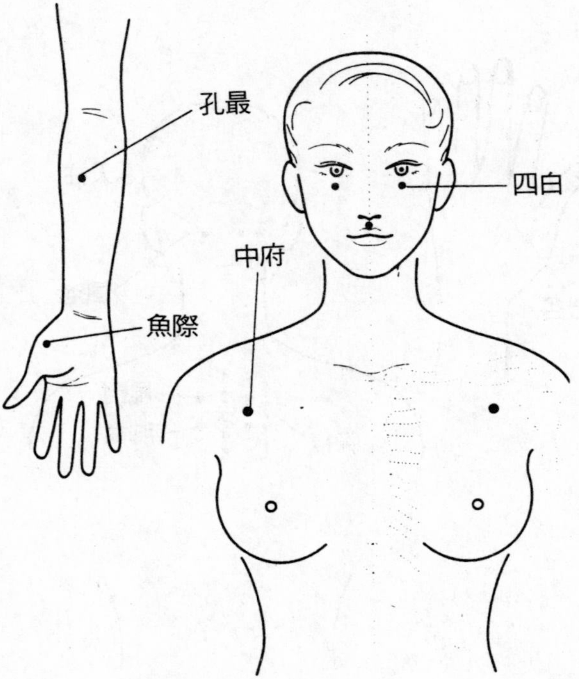

《咳嗽》
肺俞…第 3 胸椎棘突下方算起左右兩側 2 指寬處。
中府…鎖骨下方陷凹處到 2 指寬下方的陷凹處。
魚際…手掌的拇指根部膨脹處中央。
孔最…手肘內側橫紋到朝手腕方向 4 指寬稍微靠近拇指的地方。

《鼻塞》
四白…瞳孔正下方，距離下眼眶邊緣約 1 公分下方。
天柱…頸窩的中央到左右兩側 2～3 公分處。
風池…頸窩的左右兩側約 4 公分處。

腰痛

集中腰的穴道按摩即可恢復！

頑固的腰痛，維持患部的血液循環是基本要件。此外，要以「志室」、「腎俞」、「大腸俞」等特效穴為主，一直進行按摩，則腰的曲、伸都會非常輕鬆。

腰與腎的關係密切，腰痛的人多半有腎方面的毛病。所以，如果「腎俞」特別感覺腰痛時，對於腎臟病就要特別注意。

指壓法與秘訣

除了腰部發熱時以外，為了促進血液循環，多花點時間，仔細的以拇指指腹或是整個手掌，將體重加諸於上，垂直按壓。

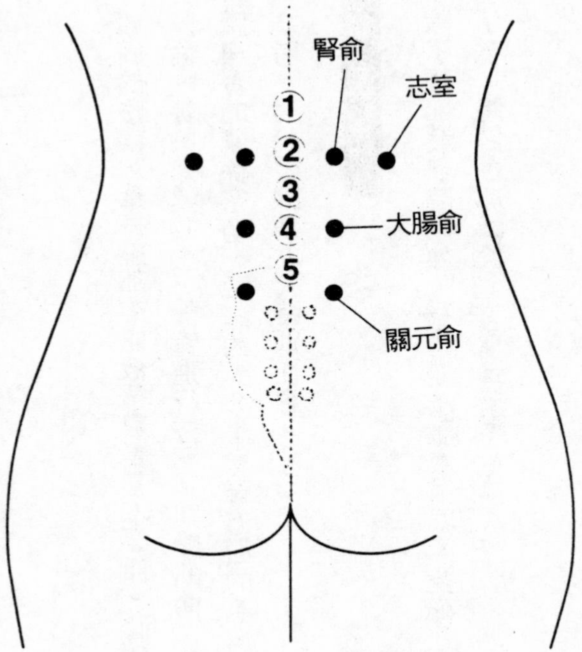

【腰痛的指壓區】

志室…第 2 腰椎棘突下方算起左右兩側 4 指寬處。
腎俞…第 2 腰椎棘突下方算起左右兩側 2 指寬處。
大腸俞…第 4 腰椎棘突下方算起左右兩側 2 指寬處。

【閃腰的指壓區】

大腸俞…參照「腰痛」項目。
關元俞…第 5 腰椎棘突下方算起左右兩側 2 指寬處。

閃腰

——集中腰部指壓可消除疼痛！

閃腰的疼痛是抬重物時，因加諸壓力而使第四腰椎和第五腰椎之間出現的疼痛。要緩和閃腰的疼痛，就對第四、五腰椎周邊進行按摩。突來的閃腰疼痛，按摩「大腸俞」、「關元俞」就非常有效，能快速解除疼痛。

指壓法與秘訣

首先用整個手掌輕輕摩擦穴道周邊，緩和患部的緊張，再用拇指指腹慢慢用力按壓。（請參照前頁穴道圖）

揮鞭式損傷症

長期的疼痛、發麻可藉頸部穴道消除！

揮鞭式損傷症最惱人之處，就是頸部的酸痛和手的發麻無法去除。如果找專家治療，大多數是使用針灸。

家庭療法中，則可以使用指壓，得到很好的效果。

穴道是位於頸部後面的「天柱」、「風池」以及「肩井」。每天耐心的持續揉捏此三處穴道，可以使疼痛和發麻現象確實緩和下來。

指壓法與秘訣

「天柱」、「風池」要用雙手拇指挾住左右穴道似的朝中心揉捏。疼痛嚴重時，避免強力刺激，要輕輕揉捏。

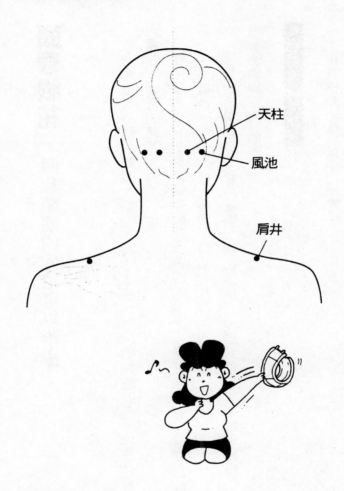

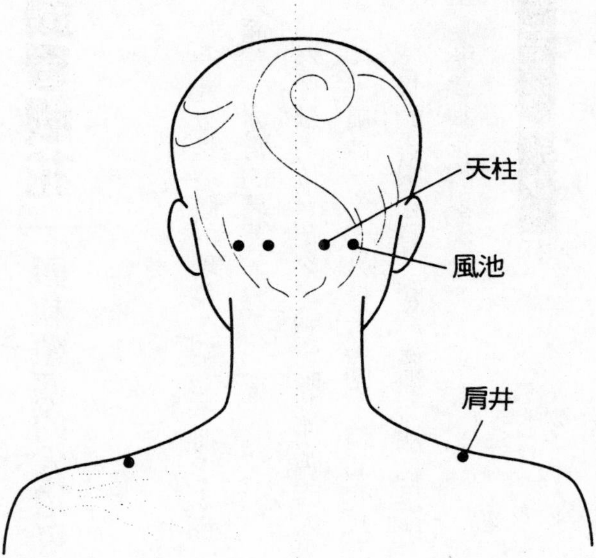

【指壓區】
天柱…頸窩的中央到左右兩側 2～3 公分處。
風池…頸窩的左右兩側約 4 公分處。
肩井…脖子根部到肩頭的中間點。

頭昏眼花

頭和頸部的穴道可以治療！

有起立性昏眩的現象、站立不穩……我們所說的頭昏眼花，症狀各有不同，對本人而言，非常的痛苦。

在此為各位介紹深為頭昏眼花所苦的人可以活用的技巧。其穴道為「懸顱」、「百會」、「風池」、「天柱」等頭、頸部的穴道。

感覺頭昏眼花時，緊急處理方法就是自己指壓穴道。如果每天持續指壓，就不會再現頭昏眼花的現象了。

指壓法與秘訣

用食指和中指按壓「懸顱」、「百會」。

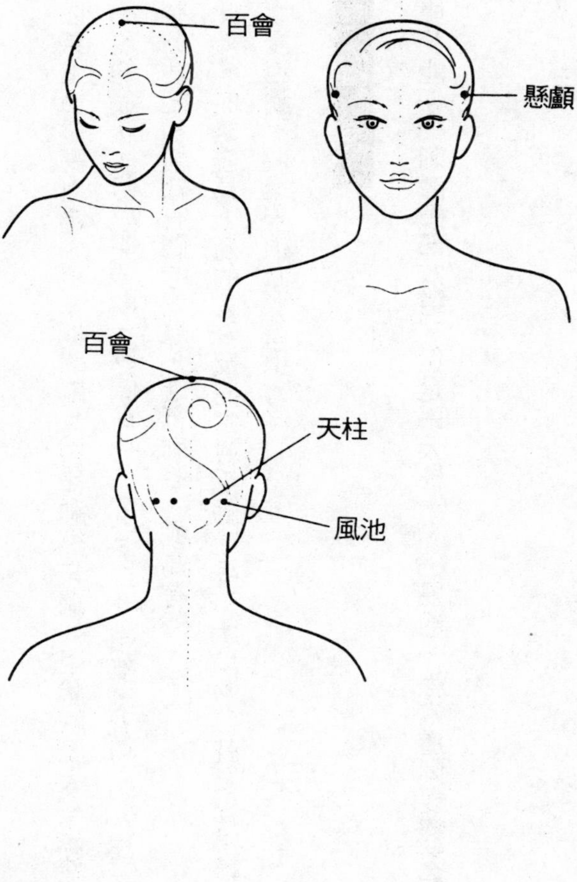

【指壓區】

懸顱…顳顬的中央。
百會…頭頂部。
風池…頸窩的左右兩側約 4 公分處。
天柱…頸窩的中央左右兩側 2～3 公分處。

血氣上衝

臉頰發燙時可指壓頸、背部之穴道！

血氣上衝是高血壓、更年期障礙、自律神經失調、甲狀腺肥大、慢性便秘等患者經常出現的症狀。對於頭部的「厥陰俞」、「心俞」、頸部後方的「天柱」、「風池」等與腦的功能和情緒有關的區域，進行刺激，較為有效。

此外，血氣容易上衝的人，反而常會手腳冰冷。所以平日就要經常轉動手腳，或用溫水浸泡腳，促進末梢血液循環。

指壓法與秘訣

儘可能仔細刺激頭部穴道。但是「天柱」、「風池」等穴道則要輕柔按壓。

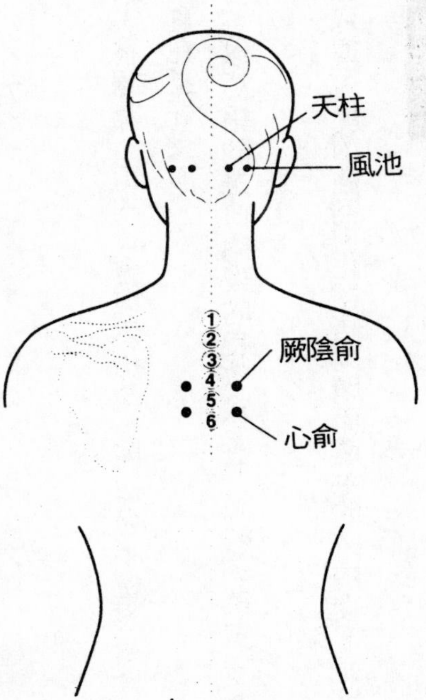

【指壓區】

厥陰俞…第 4 胸椎棘突下方算起左右兩側 2 指寬處。
心俞…第 5 胸椎棘突下方算起左右兩側 2 指寬處。
天柱…頸窩的中央左右兩側 2～3 公分處。
風池…頸窩的左右兩側約 4 公分處。

口內炎

——腹、足部的穴道可提升自然治癒力！

一般人多認為，口內炎會自然痊癒，所以多半會忍耐。但是，在吃喝食物時會疼痛不堪，實在不好受。

這時可以活用的是口內炎的特效穴——足的「築賓」、「地機」和腹部的「中脘」。

這些穴道可以消除因消化器官問題而產生的口內炎，並迅速改善症狀。

指壓法與秘訣

腳部穴道要利用拇指和食指指腹、腹部穴道則要用整個手掌壓迫揉捏。為了抑制發炎症狀，使用稍微感覺疼痛的強力刺激較為有效。

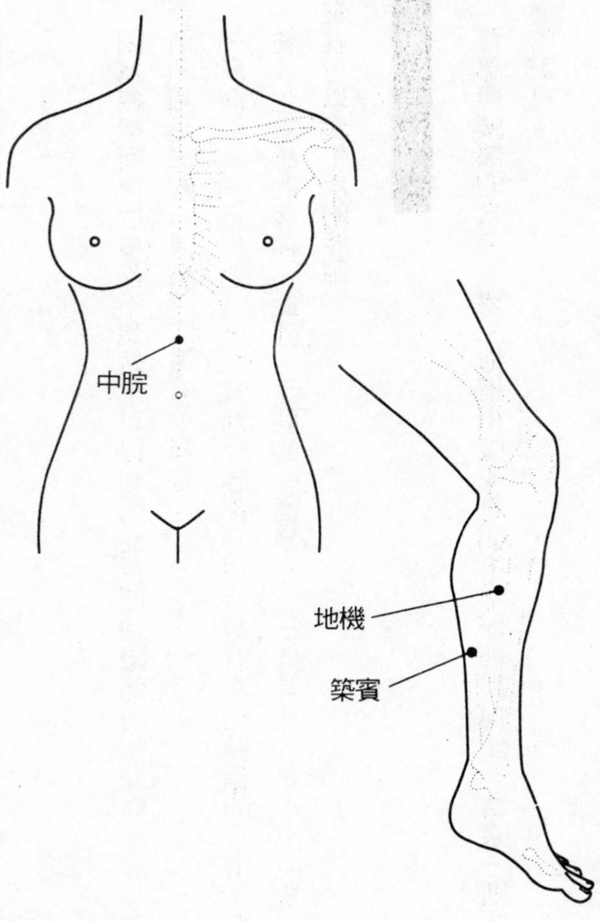

【指壓區】

築賓…膝與內踝的中間點，稍後方。
地機…足脛內側，脛骨最上方彎曲部往下 7～8 公分處。
中脘…肚臍與心窩的中間點。

消除疲勞

所有的疲勞都煙消雲散！

因為疲勞而什麼事都不想做，可以利用從背部到腰部的「肝俞」、「三焦俞」、「腎俞」和足底的「湧泉」穴道給予刺激。

「肝俞」、「三焦俞」、「腎俞」等都是與疲勞有密切關係的穴道。在疲勞時按壓，會產生敏感的疼痛。此外，足底的「湧泉」，正如其名，會湧出能量，所以仔細按壓就可以產生新的能源。

指壓法與秘訣

背部與腰部的穴道，要用拇指指腹或整個手掌仔細揉捏。「湧泉」則要用拳頭有節奏的敲打。

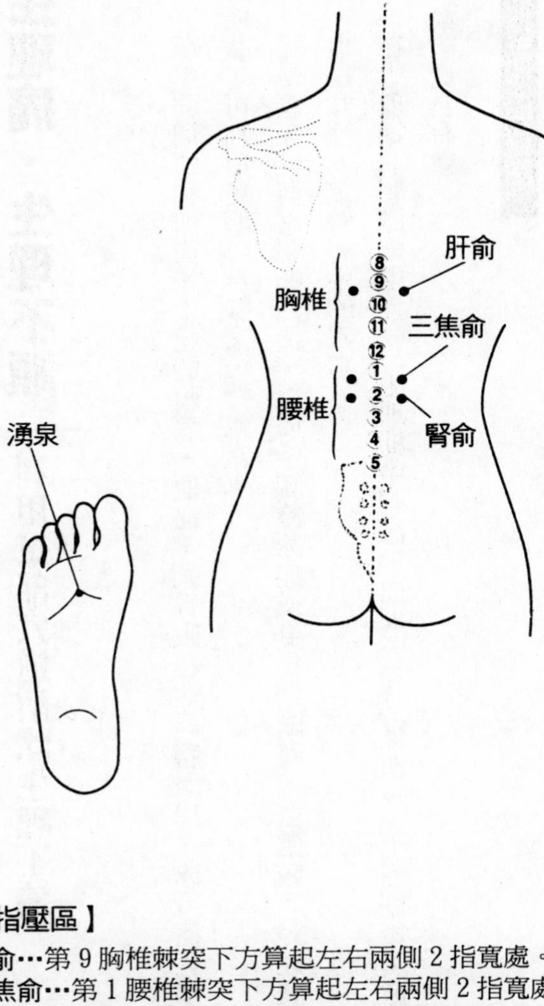

【指壓區】

肝俞…第 9 胸椎棘突下方算起左右兩側 2 指寬處。
三焦俞…第 1 腰椎棘突下方算起左右兩側 2 指寬處。
腎俞…第 2 腰椎棘突下方算起左右兩側 2 指寬處。
湧泉…腳底板中心到腳趾方向約 3 公分處。

生理痛、生理不順

——利用足部穴道消除生理不適

在生理期中和前後所引起的腹痛、便秘、頭昏眼花、肩膀酸痛、冰冷症等不舒服的症狀，可利用足的「三陰交」特效穴。

這是調節性荷爾蒙的穴道，對於手腳冷冰症或更年期障礙、白帶較多等症狀很有效，也是女性一定要記住的穴道。

在生理期前刺激「中極」、生理期中刺激「血海」和「氣海」、生理期後刺激「關元俞」更為有效。

指壓法與秘訣

「三陰交」要用拇指指腹按壓揉捏，腹部的穴道則要利用整個手掌按壓摩擦。

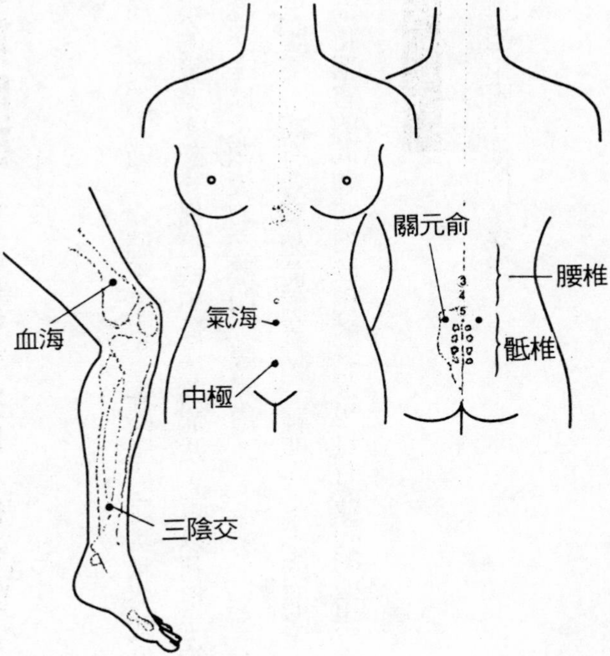

【指壓區】

三陰交…內踝上方 4 指寬處。
中極…肚臍下方 12～13 公分處。
血海…膝蓋（膝蓋骨）上方約 5 公分處，再朝股內側 4～5 公分處。
氣海…肚臍下方約 4 公分處。
關元俞…第 5 腰椎棘突下方算起左右兩側 2 指寬處。

更年期障礙

利用特效穴使心情愉快！

頭痛、血氣上衝、食慾不振……等肉體的症狀和失眠焦躁等精神症狀，是更年期都會出現的障礙。想一掃這些不愉快的症狀，可以利用手的「神門」、「內關」、足的「三陰交」以及頸後的「瘂門」等穴道。

「三陰交」能有效調整荷爾蒙；「神門」、「內關」、「瘂門」則可改善頭痛、心悸和消化器官的問題，對於精神緊張也具有緩和的效果。

指壓法和秘訣

用拇指指腹仔細按壓揉捏。

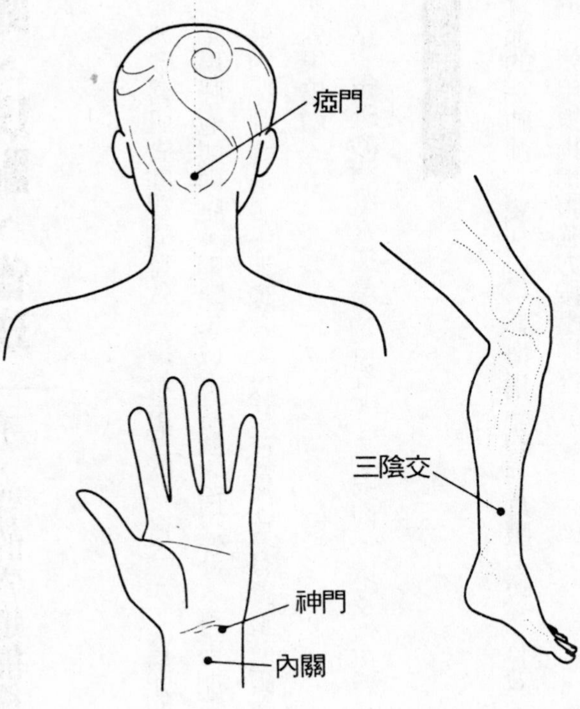

【指壓區】

神門…手掌與手腕交接的小指側小圓骨的前方。
內關…手掌與手腕交接的中央到靠近手肘側約 3 公分處。
三陰交…內踝上方 4 指寬處。
瘂門…頸窩的正中央。

面皰、斑點、雀斑

——手、背的穴道能夠消除肌膚問題！

能夠改善肌膚問題的特效穴道是手背的「合谷」、背部的「肺俞」。

若出現腫疱與面皰，則除了以上兩個穴道之外，可再加上在手腕具有消除便秘與壓力效果的「神門」、「太陵」，以及在背部具有調整荷爾蒙平衡的「三焦俞」，如此能使效果倍增。

斑點、雀斑的治療穴道是「合谷」、「肺俞」以及也可有效調整腸胃的「中脘」。

指壓法與秘訣

背部的「肺俞」要利用「疊拇指」的平行壓迫較為有效。包含「合谷」在內的手部穴道，要用拇指指腹強力按壓揉捏。

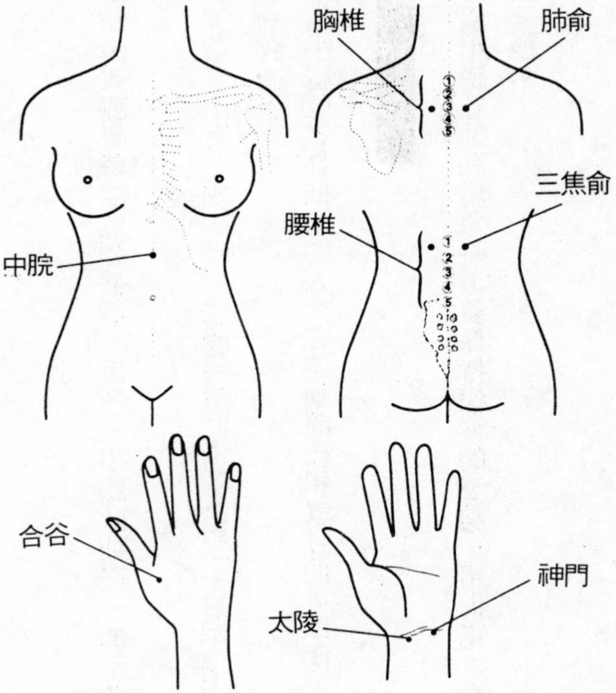

【指壓區】

合谷…手背側，拇指與食指之間的指縫到靠近手腕 3 公分處。
神門…手掌與手腕交接的小指側小圓側的前方。
太陵…手掌與手腕交換處橫紋的中央。
三焦俞…第 1 腰椎棘突下方算起左右兩側 2 指寬處。
肺俞…第 3 胸椎棘突下方算起左右兩側 2 指寬處。
中脘…心窩與肚臍的中間點。

小腿肚抽筋

利用足的應急穴可刹時痊癒！

運動中或睡覺時突然腳抽筋，這種「小腿肚抽筋」的現象，一定要記得使用應急穴。

從膝蓋以下有「承山」、「陽陵泉」、「太衝」三個穴道，用指腹按壓這些穴道，症狀就會停止。

平常小腿肚容易抽筋的人，在運動前後和就寢前可以揉捏這些穴道予以預防。

指壓法和秘訣

出現小腿肚抽筋現象時，要保持輕鬆的姿勢，用拇指、食指指腹，對各穴道持續壓迫數十秒。

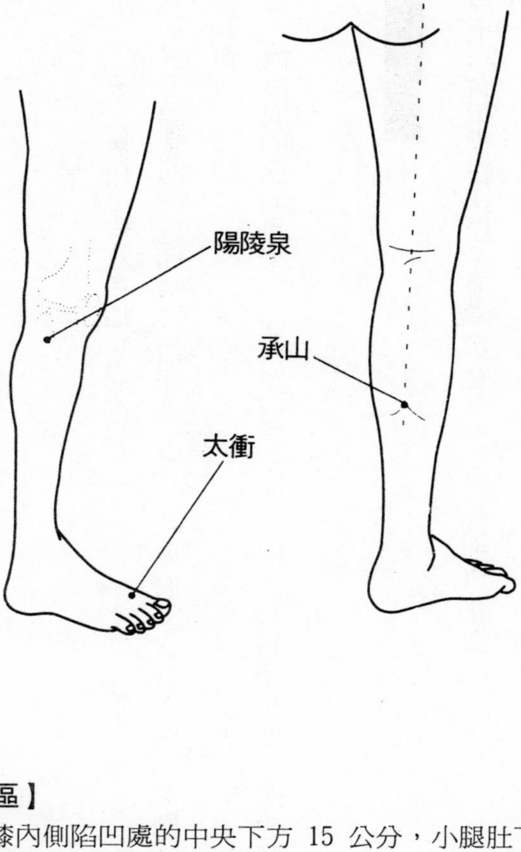

【指壓區】

承山…膝內側陷凹處的中央下方 15 公分，小腿肚下方的陷凹處。

陽陵泉…膝下稍外側突出骨的正下方。

太衝…腳背，拇趾與食趾的趾縫到靠近腳脖子的 5～6 公分處，在第 1、第 2 蹠骨的股的部分。

流鼻血

利用頸窩穴道止血！

鼻血不止時，要利用特效穴道止血才行。特效穴就是頸後的「瘂門」，而在其上方的「風府」、背部的「風門」合併給予刺激時更為有效。

但是，流鼻血的原因是因為高血壓或腦中風，則不可勉強止血，應趕緊找專門醫師診治。

指壓法與秘訣

用拇指和食指指腹揉捏。通常指壓一～二分鐘即可止血。

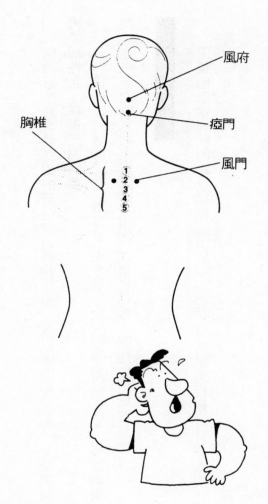

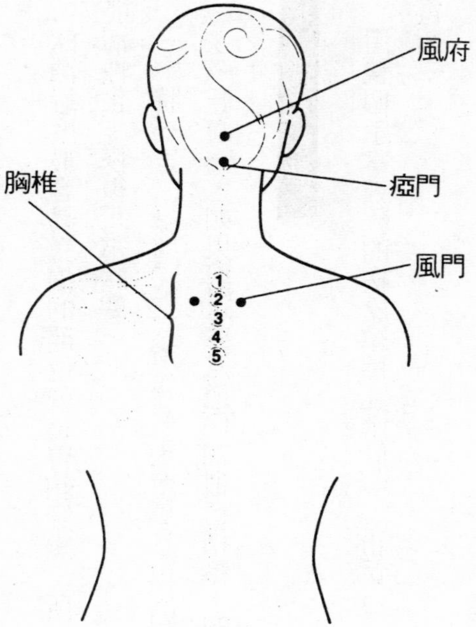

【指壓區】

瘂門…頸窩的正中央。
風府…枕部中央線上從隆起處算起正下方約 3 公分處。
風門…第 2 胸椎棘突下方算起左右兩側 2 指寬處。

宿醉

胃、肝臟的穴道對大量飲酒有效！

飲酒過度最容易受損的部位就是胃和肝臟；所以要治療宿醉，必須使這些器官的機能活性化，恢復正常狀態。

「中脘」、「胃俞」等穴道與消化器官有密切關係，再加上能提高肝臟機能的「期門」、「肝俞」，如果對這些穴道仔細進行指壓，就能夠增進食慾。

指壓法和秘訣

用整個手掌輕輕的按壓摩擦「中脘」，也可以用拳頭輕輕敲打背部的「肝俞」、「胃俞」。

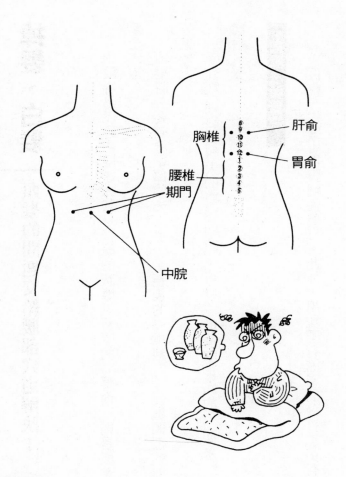

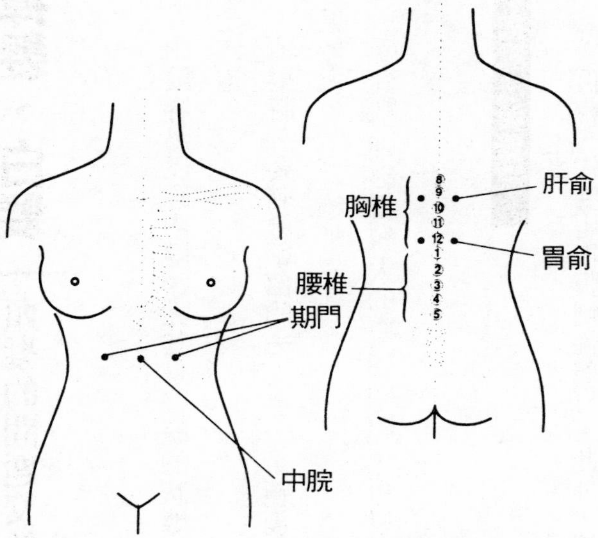

【指壓區】

中脘…肚臍與心窩的中間點。
期門…從心窩沿著肋骨緣斜下方 10 公分處的季肋部的陷凹處。
肝俞…第 9 胸椎棘突下方算起左右兩側 2 指寬處。
胃俞…第 12 胸椎棘突下方算起左右兩側 2 指寬處。

掉髮、白髮

頭髮的問題交給腰部穴道解決！

頭髮容易反應內臟，尤其是腎臟的狀態。而腰的「腎俞」則是與頭髮問題共通的重要穴道。

掉髮時，要刺激頭部的「百會」、頸後的「風池」，促進頭部的血液循環，育毛效果極大。

受到精神影響較大的白髮問題，可以一併按摩足底的「湧泉」和頸後的「瘂門」。

指壓法與秘訣

「百會」穴要用指腹輕輕敲打。此外，用梳子有節奏的敲打也很有效。

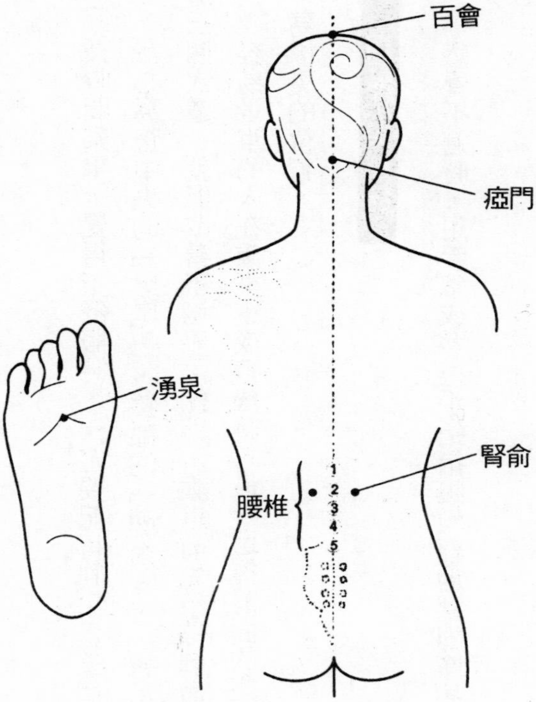

【指壓區】

《掉髮》

腎俞…第 2 腰椎棘突下方算起左右兩側 2 指寬處。

百會…頭頂部。

風池…頸的左右兩側約 4 公分處。

《白髮》

腎俞…參照掉髮項目。

湧泉…腳底板中心到腳趾方向約 3 公分處。

瘂門…頸窩的正中央。

暈車

只要記住特效穴就不再怕暈車了！

長時間乘車，覺得不舒服時，一定要記得利用這三個特效穴。在心窩正中央的「鳩尾」、背部的「脾俞」、「胃俞」。當您感覺不適時，刺激這三個穴道，就能改善不適感。此外，乘車前先予以刺激，即可預防暈車。

容易暈車的人在乘坐車或飛機時，最好選擇前面的座位；乘船時，則坐在船中央，不易搖晃的位置。

指壓法與秘訣

感覺不適時，用手掌或多根手指指腹輕輕地揉捏摩擦。

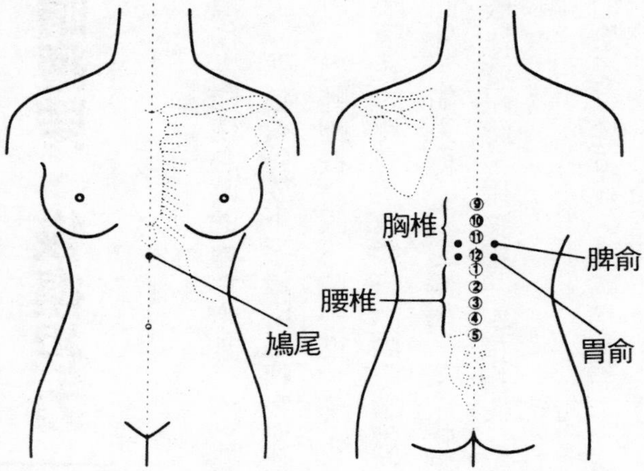

【指壓區】

鳩尾…心窩的中央。
脾俞…第 11 胸椎棘突下方算起左右兩側 2 指寬處。
胃俞…第 12 胸椎棘突下方算起左右兩側 2 指寬處。

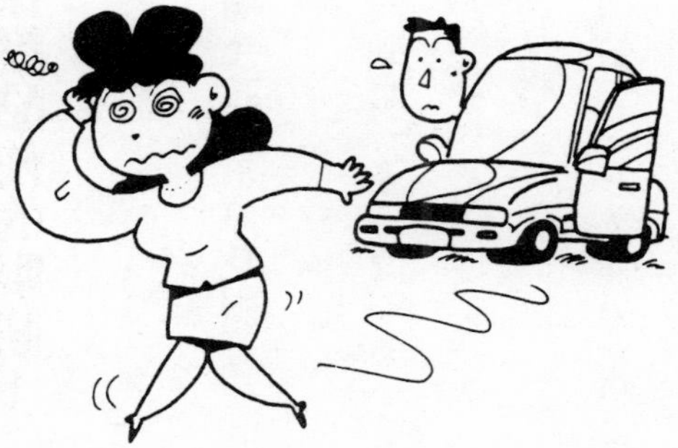

眼睛疲勞、恢復視力

——利用特效穴保護酷使的眼睛！

現代人酷使眼睛的機會增加。眼睛經常乾澀疼痛、模糊充血、不停眨眼等症狀出現的話，就必須先放下手邊的工作來刺激穴道。

用手指輕輕按壓眼下的「四白」、頸後的「天柱」、「風池」等三個穴道，就能夠解除眼睛的疲勞。也能去除因眼睛疲勞而引起的頭痛和肩膀酸痛。

此外，如果擔心視力減退，集中指壓眼睛周圍的穴道也有效。

假性近視時，用食指、中指指腹，按壓「四白」、「攢竹」、「太陽穴」就能夠恢復視力。

如果是真性近視，就需指壓「手三里」、「養老」、「曲池」等穴，每天持續，效果更佳。

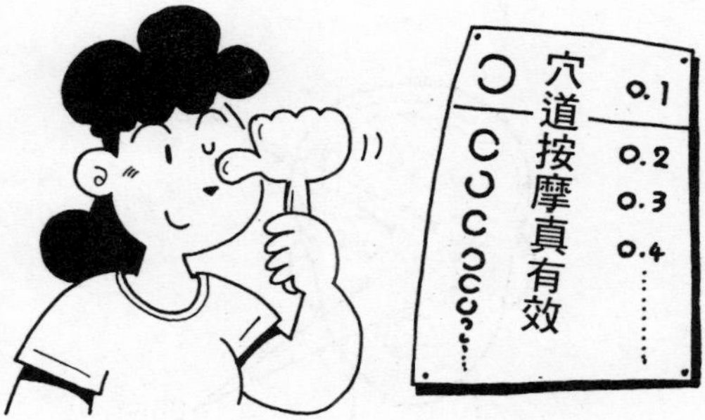

指壓法與秘訣

①【眼睛疲勞】

用食指和中指指腹按壓揉捏「四白」、「天柱」、「風池」則用拇指指腹揉捏。

②【假性近視】

用食指和中指指腹按壓指壓區，持續數秒後放開。重點在於感覺壓痛的穴道。

③【真性近視】

用拇指指腹揉捏指壓區；如果併用眼睛周圍的穴道會更有效。

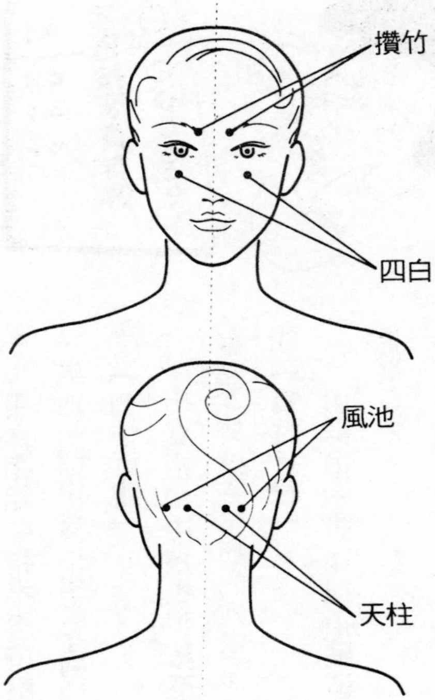

【指壓區】

①《眼睛疲勞》

四白…瞳孔正下方，距離下眼眶邊緣 1.5 公分下方處。

天柱…頸窩的中央到左右兩側 2～3 公分處。

風池…頸窩的左右兩側約 4 公分處。

②《假性近視》

四白…參照「眼睛疲勞」項目。

攢竹…眉毛內端的陷凹處。

太陽穴…眉尾與眼尾中間到稍後方。顳顬稍下方。

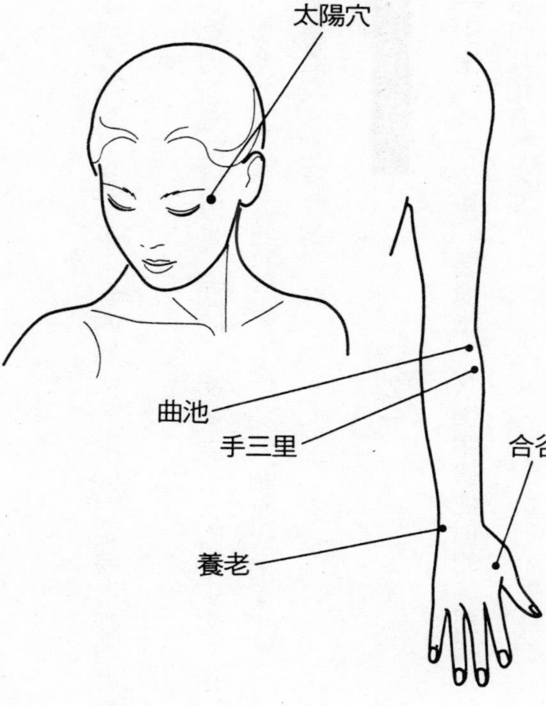

③《真性近視》

手三里…手肘內側橫紋最外側到朝手掌方向 3 指寬處。

養老…手腕外側靠近小指的豆狀骨的上方陷凹處到朝手肘方向約 3 公分處。

曲池…手肘內側橫紋的最外側。

壓力

利用手足部的穴門使身心放鬆！

現代人與壓力有密不可分的關係，所以一定要巧妙地與壓力相處，才能使身心放鬆。

對壓力有效的穴道是足底的「湧泉」、手的「中衝」和「少衝」。但是，「感覺焦躁、易怒」的時候，暫時放下手邊工作，刺激穴道，光是這麼做心情就會截然不同，覺得神情氣爽，充滿幹勁。

指壓法與秘訣

「中衝」和「少衝」要拇指、食指像挾住似的，用拇指指腹按壓。「湧泉」則用拳頭敲打或用青竹刺激。

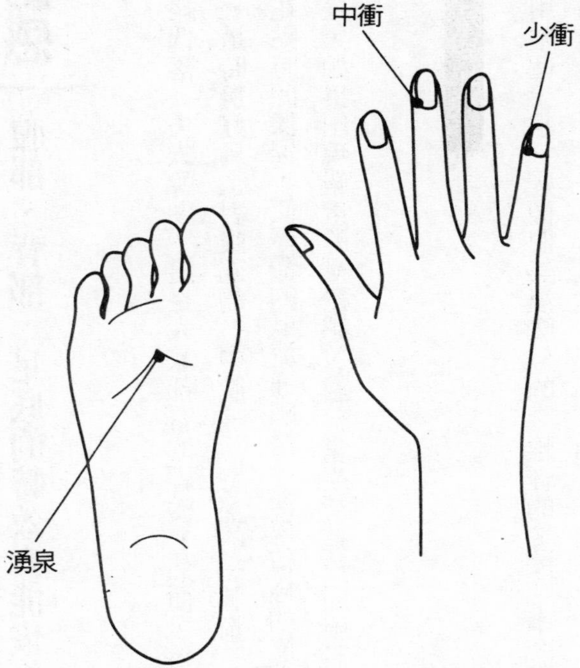

【指壓區】

湧泉…腳底板中心到腳趾方向約 3 公分處。
中衝…手的中指指甲根部，食指側。
少衝…手的小指指甲根部，無名指側。

憂鬱感

腹部、背部、足底的特效穴能恢復幹勁！

情緒低落，失去幹勁，這是大家都有的經驗。然而，這種情形拖久了，就會成為憂鬱症。這時最好馬上對腹部的「中脘」、背部的「肺俞」及足底的「湧泉」進行指壓。多花點時間揉揑，使停滯的氣流通順暢，湧現積極的慾望。但是，如果出現嚴重的憂鬱感，對日常生活造成阻礙時，就一定要找專門醫師商量了。

指壓法與秘訣

使用整個手掌，好像使其溫暖似的，輕輕的按摩「中脘」、「肺俞」較有效果。此外，「湧泉」則用拳頭敲打。

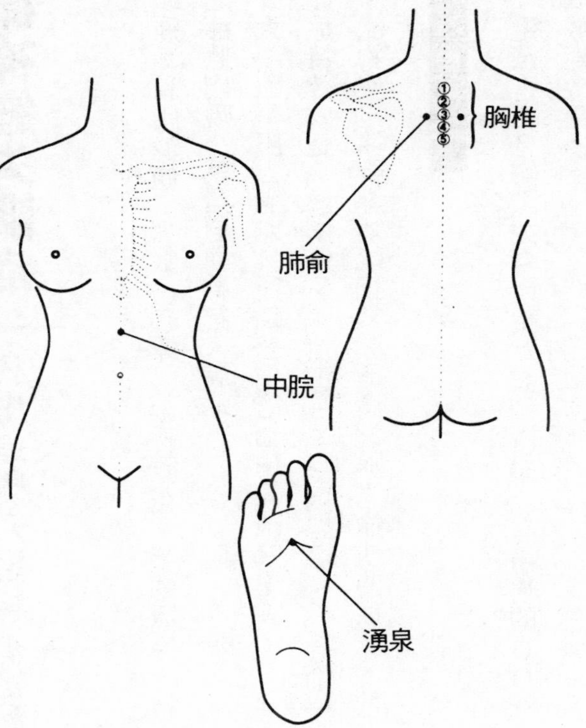

【指壓區】

中脘…肚臍與心窩的中間點。
肺俞…第 3 胸椎棘突下方算起左右兩側 2 指寬處。
湧泉…腳底板中心到腳趾方向約 3 公分處。

自律神經失調症

利用這些穴道與不定愁訴絕緣！

頭痛、肩膀酸痛、失眠、心悸、頭昏眼花、手腳冰冷、胃腸失調……等各種原因不明的症狀出現，就是自律神經失調症。

一大要因是壓力過剩，所以要使心情放鬆最為重要。

此症特效穴是「神門」、「百會」、「內關」、「心俞」。每晚就寢前仔細按壓揉捏，能夠使自律神經功能正常，漸漸消除不愉快的症狀。

指壓法與秘訣

一邊聽古典音樂，或會產生α波的音樂（有市售的CD），一邊進行指壓，更能夠提高放鬆效果。

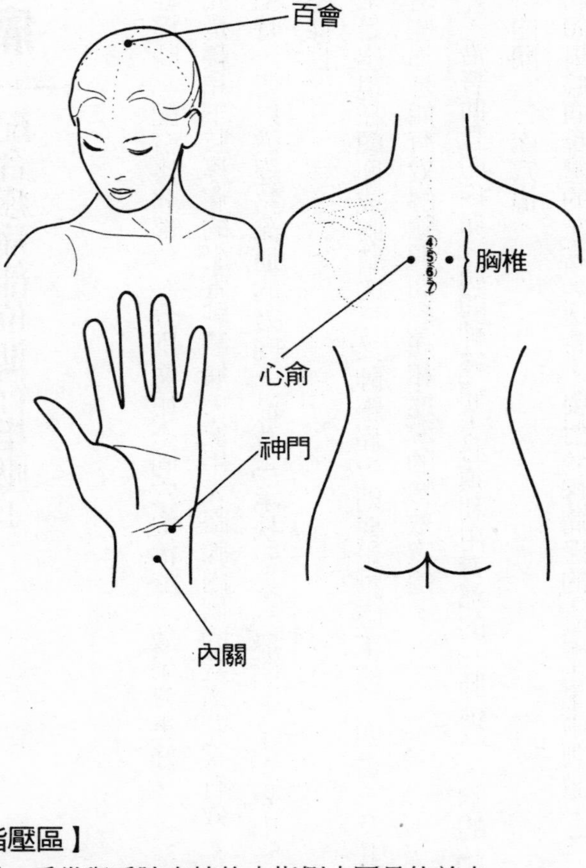

【指壓區】

神門…手掌與手腕交接的小指側小圓骨的前方。
百會…頭頂部。
內關…手掌與手腕交接的中央到靠近手肘側約 3 公分處。
心俞…第 5 胸椎棘突下方算起左右兩側 2 指寬處。

神經痛

——配合疼痛部位進行指壓！

神經痛時，配合疼痛部位，分別使用不同穴道治療，效果會更好。

首先是腰和下肢疼痛的坐骨神經痛，使用大腿膝內側的穴道非常有效。指壓時，要以逆經絡流通的方向，沿著「承扶」→「殷門」→「委中」的順序，強力按壓揉捏。

如果是出現在顏面或眼睛的三叉神經痛，則要指壓眼下的「四白」及其下的「巨髎」。這些都是能有效解除顏面疼痛和痙攣的特效穴道。

此外，沿著肋骨的疼痛、肋間神經痛，必須利用背部的「肝俞」、胸的「中府」、手臂的「內關」三處穴道。

疼痛如果偏向身體的左右一邊時，要對於疼痛邊的穴道，集中刺激。

指壓法與秘訣

①【坐骨神經痛】

依照「承扶」、「殷門」、「委中」的順序，用拇指指腹仔細按壓揉捏。稍微感覺疼痛的力量即可。

②【三叉神經痛】

用食指指腹壓指壓區，或者是按壓數秒即離開，如此反覆進行。

③【肋間神經痛】

用拇指指腹，仔細按壓揉捏指壓區。如果要緩和疼痛，強刺激比較有效。

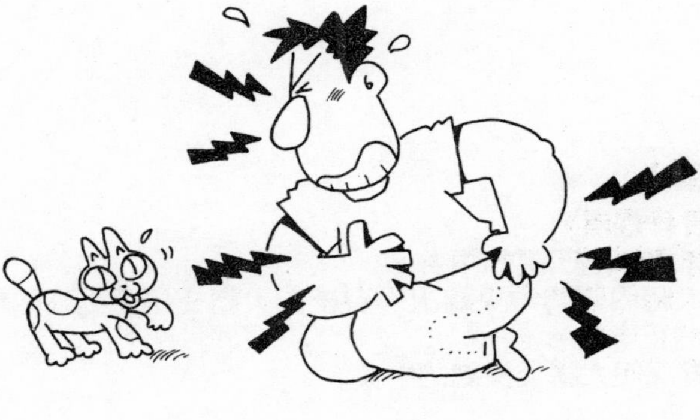

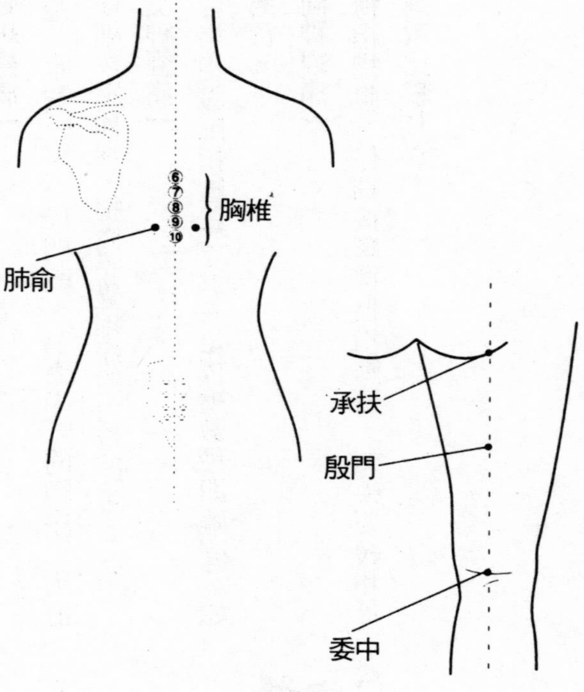

【指壓區】

①《坐骨神經痛》

委中…膝內側陷凹處的中央。

殷門…大腿內側的中央線上。臀部和大腿交接處到膝內側為止的正中央。

承扶…臀部與大腿交接處的中央。

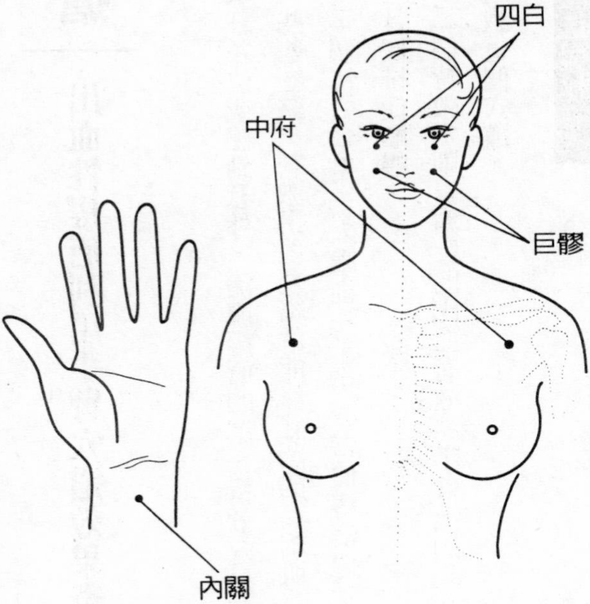

②《三叉神經痛》
四白…瞳孔正下方，距離下眼眶邊緣約 1 公分處。
巨髎…從鼻翼到外側 1 指寬處。
③《肋間神經痛》
肝俞…第 9 胸椎棘突下方算起左右兩側 2 指寬處。
中府…鎖骨下方陷凹處到 2 指寬下方的陷凹處。
內關…手掌與手腕交接的中央到靠近手肘側約 3 公分處。

痔瘡

出血性痔瘡利用手臂穴道效果奇佳！

或許各位或感到意外，治療痔瘡的第一特效穴是在頭頂部的「百會」。這個穴道集合一些些經絡，刺激這些經絡就能使肛門的括約肌之功能順暢。

第二個特效穴是「大腸俞」，可改善使痔瘡惡化的主要因——便秘和下痢的症狀，而且使排便順暢。

第三個特效穴則是對肛門出血有效的手臂上的「孔最」。如果是出血性痔瘡，要特別刺激這個穴道。

指壓法與秘訣

基本上要用拇指指腹按壓揉捏。位於手臂上的「孔最」，由於左右會出現不同的壓痛感，所以要給予感覺疼痛的穴道做重點刺激。

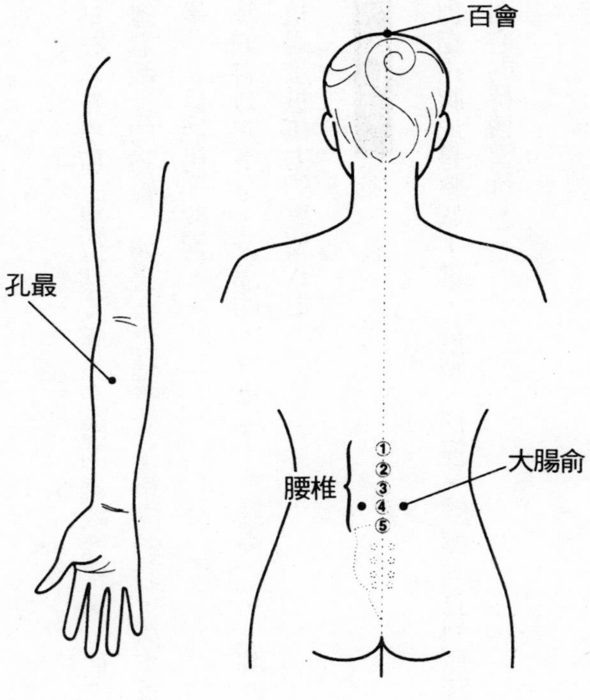

【指壓區】

百會…頭頂部。

大腸俞…第 4 腰椎棘突下方算起左右兩側 2 指寬處。

孔最…手肘內側橫紋到朝手腕方向 4 指寬稍微靠近拇指的地方。

過敏

利用背部特效穴能夠迅速復原！

包括杉木花粉症、異位性皮膚炎在內的過敏性疾病，最近急速增加。治療上，首先要遠離過敏性的物質，如果合併進行穴道指壓的話，鼻炎或氣喘、皮膚的發癢、下痢等過敏症狀就能迅速改善。

過敏的有效穴道是，背部的「胃俞」、「肺俞」、「脾俞」，尤其「脾俞」是能增加對抗過敏抵抗力的重要穴道。

指壓法與秘訣

用拇指指腹或是整個手掌，按壓、揉捏、摩擦，直到症狀完全停止為止。每天都要很有耐心的持續進行。

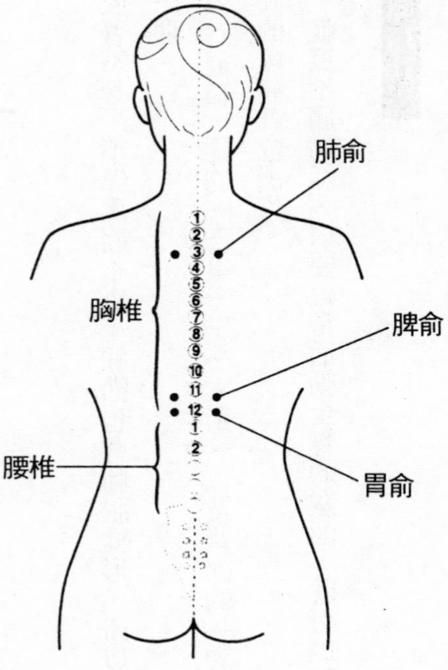

【指壓區】

胃俞…第 12 胸椎棘突下方算起左右兩側 2 指寬處。
肺俞…第 3 胸椎棘突下方算起左右兩側 2 指寬處。
脾俞…第 11 胸椎棘突下方算起左右兩側 2 指寬處。

慢性風濕

足的穴道對於頑固疼痛有驚人的效果！

風濕放著不管，不僅疼痛不堪，關節也會腫脹變形，所以儘可能在症狀較輕的時候就著手處理。

其有效穴道是，足的「三里」、「太衝」以及背部的「脾俞」。要仔細揉捏這些穴道，頑固的疼痛就會消失。

此外，就算不痛的話，只要經常活動全身的關節，就可以防止病情繼續惡化。

指壓法與秘訣

「足三里」不要只是按壓，而要用指腹揉捏似的指壓。背的「脾俞」則連穴道周圍都要仔細指壓。

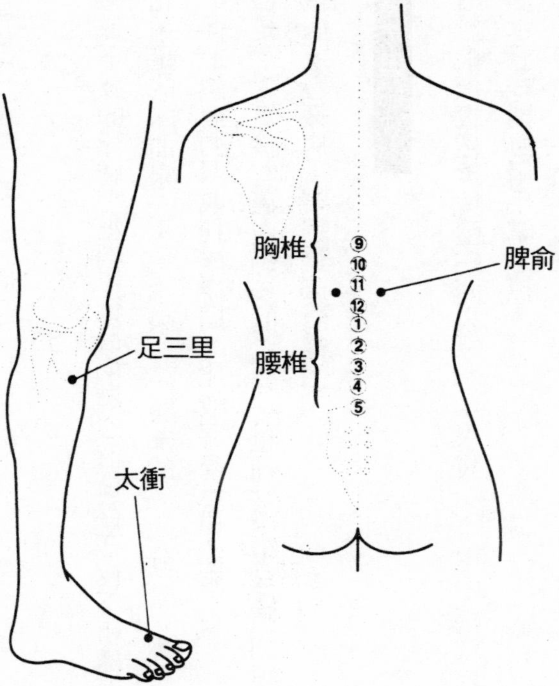

【指壓區】

脾俞…第 11 胸椎棘突下方算起左右兩側 2 指寬處。
足三里…膝下的突出骨算起 3 指寬距離的下方外側。
太衝…腳背，拇趾與食趾的趾縫到靠近腳脖子的 5～6 公分處，在第 1、第 2 蹠骨的股的部分。

浮腫

腫脹、倦怠藉著足、腹、臉的穴道解決！

臉或下肢的浮腫，是因組織液或淋巴液積存在皮下組織而造成的。暫時性的現象，可以利用足的「曲泉」、「水泉」、腹部的「水分」、鼻下的「水溝」等穴道，給予指壓，促進體液循環或利尿作用，比較容易迅速治癒。

但是，就算沒有攝取過多的水分，也經常出現浮腫的現象時，就必須注意，可能是腎臟病或心臟病，要趕緊去看醫生。

指壓法與秘訣

用拇指指腹輕柔按壓「曲泉」、「水泉」；用中指或食指指腹按壓「水溝」；腹部的「水分」則可用手掌摩擦。

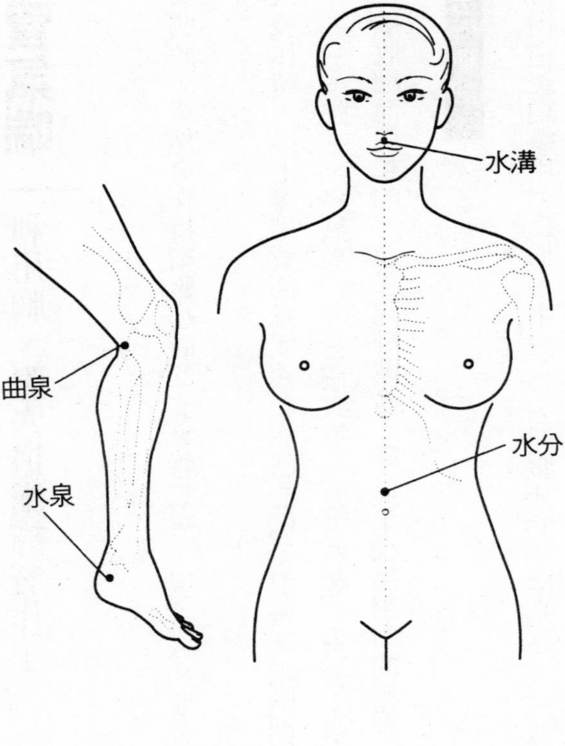

【指壓區】

曲泉…膝內側橫紋的最內側。
水泉…內踝下的斜後方。腳跟骨的前方陷凹處。
水分…肚臍上方約 2 公分處。
水溝…鼻下溝的正中央。

支氣管氣喘

利用胸、腹穴道鎮靜發作！

在黎明時，突然發作持續數小時的支氣管氣喘，對本人和家人而言，都是極大的痛苦。

一旦發作時，馬上摩擦背部就能緩和症狀的例子很多。指壓則是利用身體前面的「中府」、「中脘」、「氣海」等三個穴道，非常有效。至於支氣管氣喘的發作，是支氣管過敏收縮而引起的，為了鎮靜興奮，所以要稍微用力的指壓。

指壓法與秘訣

用拇指指腹稍微用力壓迫「中府」；而腹部的「中脘」、「氣海」，則用雙手手掌或拇指重疊來按壓，但是不能太用力。

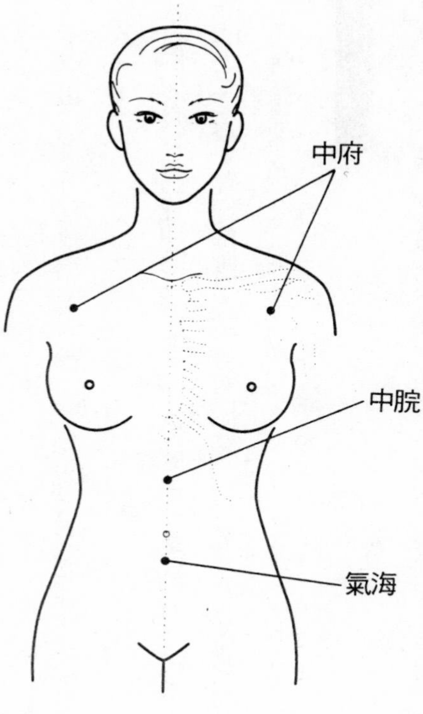

【指壓區】

中府…鎖骨下方陷凹處到 2 指寬下方的陷凹處。
中脘…肚臍與心窩的中間點。
氣海…肚臍下方約 4 公分處。

肝病

有四個穴道能夠提升肝功能！

現代醫學認為沒有有效治療的慢性肝炎所代表的肝病，要恢復其功能，則指壓穴道能夠奏效。

肝病的特效穴是，背部的「肝俞」、「膽俞」和肋骨下線的「期門」、「日月」。肝臟不好的人，只要輕輕按壓，就會有敏感的疼痛。持續進行指壓，就能緩和壓痛，而容易疲倦，倦怠等自覺症狀也會減輕。

指壓法與秘訣

利用手掌、指腹，用感覺舒適痛的程度來按壓揉捏。對於「期門」、「日月」，則用持續性壓法較為有效。

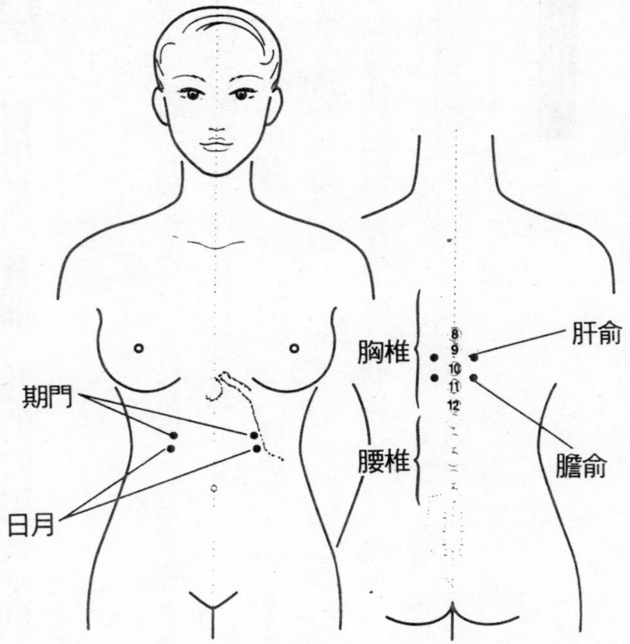

【指壓區】

肝俞…第 9 胸椎棘突下方算起左右兩側 2 指寬處。
膽俞…第 10 胸椎棘突下方算起左右兩側 2 指寬處。
期門…從心窩沿著肋骨緣斜下方 10 公分處的季肋部的陷凹處。
日月…從期門再沿著肋骨到達 1 公分下方季肋部的陷凹處。就在乳頭正下方略偏內側處。

腎臟病

利用足、背部、腰的穴道使症狀減輕！

腎臟病特有的高血壓和浮腫、容易疲倦、排尿不順……等症狀的改善，可利用指壓足底、背部和腰的穴道而得到良好效果。

其特效穴如「湧泉」、「腎俞」、「膀胱俞」和「脾俞」等，都是有助於恢復腎臟及泌尿器官機能的穴道。

同樣在膀胱經上的「腎俞」、「膀胱俞」、「脾腧」，沿著經絡流通的方向，由上往下，也就是按照「脾俞」、「腎俞」、「膀胱俞」的順序，以感覺舒適的力量進行指壓。

指壓法與秘訣

背部和腰的穴道，用指腹或手掌輕輕按壓。

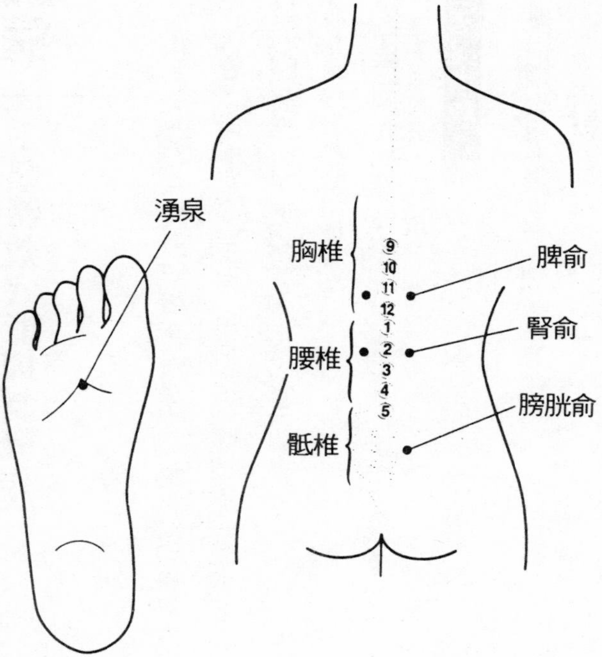

【指壓區】

湧泉…腳底板中心到腳趾方向約 3 公分處。
腎俞…第 2 腰椎棘突下方算起左右兩側 2 指寬處。
膀胱俞…第 2 骶骨孔外側約 1.5 公分處。
脾俞…第 11 胸椎棘突下方算起左右兩側 2 指寬處。

心臟病

手掌特效穴能抑制發作

在手掌正中央的「勞宮」和其周圍的「手心包區」，是對心臟病有效的心包經的特效區。趁著工作或家事空檔，用拇指指腹按壓，就能抑制胸苦悶、心悸等不快症狀。

但是心臟發作時，要接受醫師的診治。

此外，狹心病、心肌梗塞等成人罹患較多的心臟疾病，最大的原因就是動脈硬化。所以，要注意肥胖、高血壓，避免過多的煙酒及過度疲勞。

指壓法與秘訣

用拇指指腹用力壓迫。

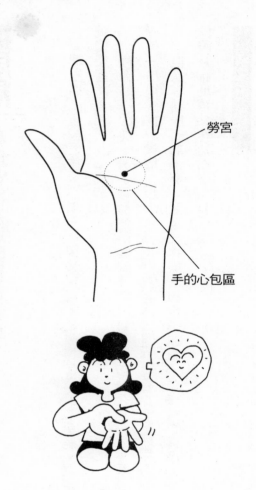

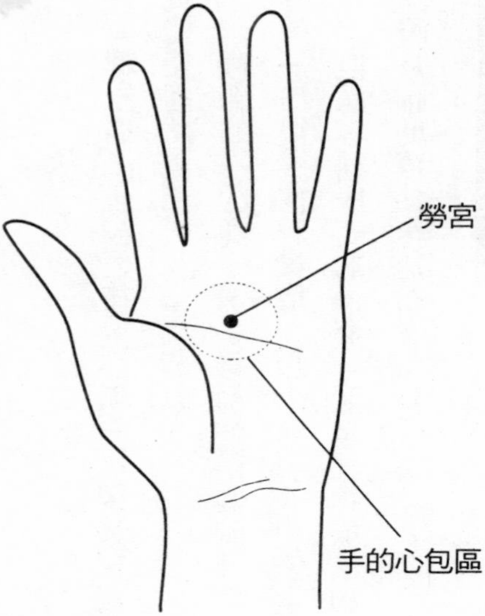

【指壓區】

勞宮…手掌的正中央。彎曲無名指時指尖碰到之處。
手的心包區…手掌正中央中的陷凹區。

糖尿病

利用背部穴道降低血糖值！

糖尿病一旦發症後，必須一生與其相處，是個相當麻煩的疾病。但是，使用穴道背部的「脾俞」、「胃俞」是其時效穴。每日持續進行指壓，不只能夠改善容易疲勞、口渴、皮膚發癢、精力衰退等自覺症狀，同時也具有降血糖值的效果。就能使症狀減輕。

但是，糖尿病的治療，還是食物療法和輕微運動。應該遵從醫師的指示，並將指壓視為輔助療法來施行。

指壓法與秘訣

用拇指指腹或整個手掌，加諸體重按壓。

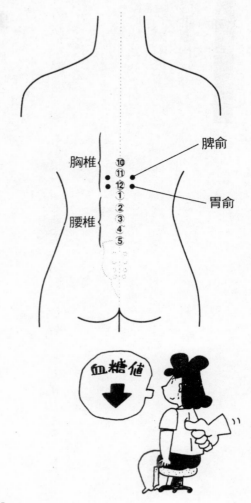

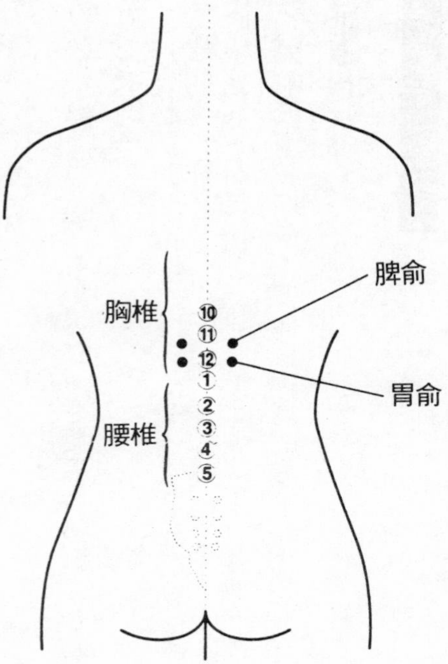

【指壓區】

脾俞…第 11 胸椎棘突下方算起左右兩側 2 指寬處。
胃俞…第 12 胸椎棘突下方算起左右兩側 2 指寬處。

腦中風

利用頸、手、足部穴道預防並幫助復健！

腦中風一旦發作，容易留下手腳麻痺或言語障礙等嚴重的後遺症，所以要儘可能防範於未然。

頸部後方的「風池」、「天柱」，能有效防止再發或預防動脈硬化及高血壓。而位於手足的「三里」穴，則可有效幫助手足麻痺的復原。

腦中風剛發作後，要保持絕對的安靜，所以，指壓必須在病情穩定後和醫師商量過再進行。

指壓法與秘訣

基本上用拇指指腹按壓揉捏；「風池」、「天柱」則要給予輕柔刺激。

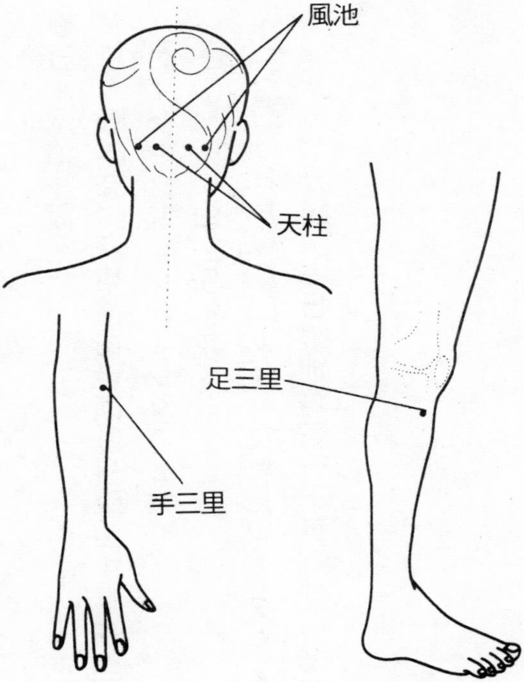

【指壓區】

風池…頸窩的左右兩側約 4 公分處。
天柱…頸窩的中央左右兩側 2～3 公分處。
足三里…膝下的突出骨算起 3 指寬距離的下方外側。
手三里…手肘內側橫紋最外側到朝食指方向 3 指寬處。

有關本書的詢問、治療等問題，請洽左列地址：

◆五十嵐治療院
日本國神奈川縣橫濱市港南區日限山1—66(〒233)
ダイヤモンドマンション204號
☎045—825—3513
[交通]JR戸塚東口より、京急ニュ—タウン行きバスで
七分鐘、「日限地藏前」下車、徒步30秒。

⑨性格測驗9　戀愛知多少		淺野八郎著	160元
⑩性格測驗10　由裝扮瞭解人心		淺野八郎著	160元
⑪性格測驗11　敲開內心玄機		淺野八郎著	140元
⑫性格測驗12　透視你的未來		淺野八郎著	160元
⑬血型與你的一生		淺野八郎著	160元
⑭趣味推理遊戲		淺野八郎著	160元
⑮行爲語言解析		淺野八郎著	160元

・婦 幼 天 地・電腦編號 16

①八萬人減肥成果	黃靜香譯	180元
②三分鐘減肥體操	楊鴻儒譯	150元
③窈窕淑女美髮秘訣	柯素娥譯	130元
④使妳更迷人	成　玉譯	130元
⑤女性的更年期	官舒妍編譯	160元
⑥胎內育兒法	李玉瓊編譯	150元
⑦早產兒袋鼠式護理	唐岱蘭譯	200元
⑧初次懷孕與生產	婦幼天地編譯組	180元
⑨初次育兒12個月	婦幼天地編譯組	180元
⑩斷乳食與幼兒食	婦幼天地編譯組	180元
⑪培養幼兒能力與性向	婦幼天地編譯組	180元
⑫培養幼兒創造力的玩具與遊戲	婦幼天地編譯組	180元
⑬幼兒的症狀與疾病	婦幼天地編譯組	180元
⑭腿部苗條健美法	婦幼天地編譯組	180元
⑮女性腰痛別忽視	婦幼天地編譯組	150元
⑯舒展身心體操術	李玉瓊編譯	130元
⑰三分鐘臉部體操	趙薇妮著	160元
⑱生動的笑容表情術	趙薇妮著	160元
⑲心曠神怡減肥法	川津祐介著	130元
⑳內衣使妳更美麗	陳玄茹譯	130元
㉑瑜伽美姿美容	黃靜香編著	180元
㉒高雅女性裝扮學	陳珮玲譯	180元
㉓蠶糞肌膚美顏法	坂梨秀子著	160元
㉔認識妳的身體	李玉瓊譯	160元
㉕產後恢復苗條體態	居理安・芙萊喬著	200元
㉖正確護髮美容法	山崎伊久江著	180元
㉗安琪拉美姿養生學	安琪拉蘭斯博瑞著	180元
㉘女體性醫學剖析	增田豐著	220元
㉙懷孕與生產剖析	岡部綾子著	180元
㉚斷奶後的健康育兒	東城百合子著	220元
㉛引出孩子幹勁的責罵藝術	多湖輝著	170元

㉜培養孩子獨立的藝術	多湖輝著	170元
㉝子宮肌瘤與卵巢囊腫	陳秀琳編著	180元
㉞下半身減肥法	納他夏・史達賓著	180元
㉟女性自然美容法	吳雅菁編著	180元
㊱再也不發胖	池園悅太郎著	170元
㊲生男生女控制術	中垣勝裕著	220元
㊳使妳的肌膚更亮麗	楊　皓編著	170元
㊴臉部輪廓變美	芝崎義夫著	180元
㊵斑點、皺紋自己治療	高須克彌著	180元
㊶面皰自己治療	伊藤雄康著	180元
㊷隨心所欲瘦身冥想法	原久子著	180元
㊸胎兒革命	鈴木丈織著	180元
㊹NS磁氣平衡法塑造窈窕奇蹟	古屋和江著	180元
㊺享瘦從腳開始	山田陽子著	180元
㊻小改變瘦4公斤	宮本裕子著	180元

・青 春 天 地・電腦編號 17

①A血型與星座	柯素娥編譯	160元
②B血型與星座	柯素娥編譯	160元
③O血型與星座	柯素娥編譯	160元
④AB血型與星座	柯素娥編譯	120元
⑤青春期性教室	呂貴嵐編譯	130元
⑥事半功倍讀書法	王毅希編譯	150元
⑦難解數學破題	宋釗宜編譯	130元
⑧速算解題技巧	宋釗宜編譯	130元
⑨小論文寫作秘訣	林顯茂編譯	120元
⑪中學生野外遊戲	熊谷康編著	120元
⑫恐怖極短篇	柯素娥編譯	130元
⑬恐怖夜話	小毛驢編譯	130元
⑭恐怖幽默短篇	小毛驢編譯	120元
⑮黑色幽默短篇	小毛驢編譯	120元
⑯靈異怪談	小毛驢編譯	130元
⑰錯覺遊戲	小毛驢編譯	130元
⑱整人遊戲	小毛驢編著	150元
⑲有趣的超常識	柯素娥編譯	130元
⑳哦！原來如此	林慶旺編譯	130元
㉑趣味競賽100種	劉名揚編譯	120元
㉒數學謎題入門	宋釗宜編譯	150元
㉓數學謎題解析	宋釗宜編譯	150元
㉔透視男女心理	林慶旺編譯	120元

㉕少女情懷的自白	李桂蘭編譯	120元
㉖由兄弟姊妹看命運	李玉瓊編譯	130元
㉗趣味的科學魔術	林慶旺編譯	150元
㉘趣味的心理實驗室	李燕玲編譯	150元
㉙愛與性心理測驗	小毛驢編譯	130元
㉚刑案推理解謎	小毛驢編譯	130元
㉛偵探常識推理	小毛驢編譯	130元
㉜偵探常識解謎	小毛驢編譯	130元
㉝偵探推理遊戲	小毛驢編譯	130元
㉞趣味的超魔術	廖玉山編著	150元
㉟趣味的珍奇發明	柯素娥編著	150元
㊱登山用具與技巧	陳瑞菊編著	150元

•健 康 天 地• 電腦編號 18

①壓力的預防與治療	柯素娥編譯	130元
②超科學氣的魔力	柯素娥編譯	130元
③尿療法治病的神奇	中尾良一著	130元
④鐵證如山的尿療法奇蹟	廖玉山譯	120元
⑤一日斷食健康法	葉慈容編譯	150元
⑥胃部強健法	陳炳崑譯	120元
⑦癌症早期檢查法	廖松濤譯	160元
⑧老人痴呆症防止法	柯素娥編譯	130元
⑨松葉汁健康飲料	陳麗芬編譯	130元
⑩揉肚臍健康法	永井秋夫著	150元
⑪過勞死、猝死的預防	卓秀貞編譯	130元
⑫高血壓治療與飲食	藤山順豐著	150元
⑬老人看護指南	柯素娥編譯	150元
⑭美容外科淺談	楊啟宏著	150元
⑮美容外科新境界	楊啟宏著	150元
⑯鹽是天然的醫生	西英司郎著	140元
⑰年輕十歲不是夢	梁瑞麟譯	200元
⑱茶料理治百病	桑野和民著	180元
⑲綠茶治病寶典	桑野和民著	150元
⑳杜仲茶養顏減肥法	西田博著	150元
㉑蜂膠驚人療效	瀨長良三郎著	180元
㉒蜂膠治百病	瀨長良三郎著	180元
㉓醫藥與生活	鄭炳全著	180元
㉔鈣長生寶典	落合敏著	180元
㉕大蒜長生寶典	木下繁太郎著	160元
㉖居家自我健康檢查	石川恭三著	160元

㉗永恒的健康人生	李秀鈴譯	200元
㉘大豆卵磷脂長生寶典	劉雪卿譯	150元
㉙芳香療法	梁艾琳譯	160元
㉚醋長生寶典	柯素娥譯	180元
㉛從星座透視健康	席拉・吉蒂斯著	180元
㉜愉悅自在保健學	野本二士夫著	160元
㉝裸睡健康法	丸山淳士等著	160元
㉞糖尿病預防與治療	藤田順豐著	180元
㉟維他命長生寶典	菅原明子著	180元
㊱維他命C新效果	鐘文訓編	150元
㊲手、腳病理按摩	堤芳朗著	160元
㊳AIDS瞭解與預防	彼得塔歇爾著	180元
㊴甲殼質殼聚糖健康法	沈永嘉譯	160元
㊵神經痛預防與治療	木下眞男著	160元
㊶室內身體鍛鍊法	陳炳崑編著	160元
㊷吃出健康藥膳	劉大器編著	180元
㊸自我指壓術	蘇燕謀編著	160元
㊹紅蘿蔔汁斷食療法	李玉瓊編著	150元
㊺洗心術健康秘法	竺翠萍編譯	170元
㊻枇杷葉健康療法	柯素娥編譯	180元
㊼抗衰血癒	楊啟宏著	180元
㊽與癌搏鬥記	逸見政孝著	180元
㊾冬蟲夏草長生寶典	高橋義博著	170元
㊿痔瘡・大腸疾病先端療法	宮島伸宜著	180元
51膠布治癒頑固慢性病	加瀨建造著	180元
52芝麻神奇健康法	小林貞作著	170元
53香煙能防止癡呆？	高田明和著	180元
54穀菜食治癌療法	佐藤成志著	180元
55貼藥健康法	松原英多著	180元
56克服癌症調和道呼吸法	帶津良一著	180元
57Ｂ型肝炎預防與治療	野村喜重郎著	180元
58青春永駐養生導引術	早島正雄著	180元
59改變呼吸法創造健康	原久子著	180元
60荷爾蒙平衡養生秘訣	出村博著	180元
61水美肌健康法	井戶勝富著	170元
62認識食物掌握健康	廖梅珠編著	170元
63痛風劇痛消除法	鈴木吉彥著	180元
64酸莖菌驚人療效	上田明彥著	180元
65大豆卵磷脂治現代病	神津健一著	200元
66時辰療法——危險時刻凌晨4時	呂建強等著	180元
67自然治癒力提升法	帶津良一著	180元

㊳巧妙的氣保健法	藤平墨子著	180元
㊴治癒C型肝炎	熊田博光著	180元
⑩肝臟病預防與治療	劉名揚編著	180元
⑪腰痛平衡療法	荒井政信著	180元
⑫根治多汗症、狐臭	稻葉益巳著	220元
⑬40歲以後的骨質疏鬆症	沈永嘉譯	180元
⑭認識中藥	松下一成著	180元
⑮認識氣的科學	佐佐木茂美著	180元
⑯我戰勝了癌症	安田伸著	180元
⑰斑點是身心的危險信號	中野進著	180元
⑱艾波拉病毒大震撼	玉川重德著	180元
⑲重新還我黑髮	桑名隆一郎著	180元
⑳身體節律與健康	林博史著	180元
㉑生薑治萬病	石原結實著	180元
㉒靈芝治百病	陳瑞東著	180元
㉓木炭驚人的威力	大槻彰著	200元
㉔認識活性氧	井土貴司著	180元
㉕深海鮫治百病	廖玉山編著	180元
㉖神奇的蜂王乳	井上丹治著	180元

•實用女性學講座• 電腦編號 19

①解讀女性內心世界	島田一男著	150元
②塑造成熟的女性	島田一男著	150元
③女性整體裝扮學	黃靜香編著	180元
④女性應對禮儀	黃靜香編著	180元
⑤女性婚前必修	小野十傳著	200元
⑥徹底瞭解女人	田口二州著	180元
⑦拆穿女性謊言88招	島田一男著	200元
⑧解讀女人心	島田一男著	200元
⑨俘獲女性絕招	志賀貢著	200元

•校園系列• 電腦編號 20

①讀書集中術	多湖輝著	150元
②應考的訣竅	多湖輝著	150元
③輕鬆讀書贏得聯考	多湖輝著	150元
④讀書記憶秘訣	多湖輝著	150元
⑤視力恢復！超速讀術	江錦雲譯	180元
⑥讀書36計	黃柏松編著	180元
⑦驚人的速讀術	鐘文訓編著	170元

⑧學生課業輔導良方	多湖輝著	180元
⑨超速讀超記憶法	廖松濤編著	180元
⑩速算解題技巧	宋釗宜編著	200元
⑪看圖學英文	陳炳崑編著	200元

・實用心理學講座・電腦編號 21

①拆穿欺騙伎倆	多湖輝著	140元
②創造好構想	多湖輝著	140元
③面對面心理術	多湖輝著	160元
④偽裝心理術	多湖輝著	140元
⑤透視人性弱點	多湖輝著	140元
⑥自我表現術	多湖輝著	180元
⑦不可思議的人性心理	多湖輝著	180元
⑧催眠術入門	多湖輝著	150元
⑨責罵部屬的藝術	多湖輝著	150元
⑩精神力	多湖輝著	150元
⑪厚黑說服術	多湖輝著	150元
⑫集中力	多湖輝著	150元
⑬構想力	多湖輝著	150元
⑭深層心理術	多湖輝著	160元
⑮深層語言術	多湖輝著	160元
⑯深層說服術	多湖輝著	180元
⑰掌握潛在心理	多湖輝著	160元
⑱洞悉心理陷阱	多湖輝著	180元
⑲解讀金錢心理	多湖輝著	180元
⑳拆穿語言圈套	多湖輝著	180元
㉑語言的內心玄機	多湖輝著	180元
㉒積極力	多湖輝著	180元

・超現實心理講座・電腦編號 22

①超意識覺醒法	詹蔚芬編譯	130元
②護摩秘法與人生	劉名揚編譯	130元
③秘法！超級仙術入門	陸　明譯	150元
④給地球人的訊息	柯素娥編著	150元
⑤密教的神通力	劉名揚編著	130元
⑥神秘奇妙的世界	平川陽一著	180元
⑦地球文明的超革命	吳秋嬌譯	200元
⑧力量石的秘密	吳秋嬌譯	180元
⑨超能力的靈異世界	馬小莉譯	200元

⑩逃離地球毀滅的命運	吳秋嬌譯	200元
⑪宇宙與地球終結之謎	南山宏著	200元
⑫驚世奇功揭秘	傅起鳳著	200元
⑬啟發身心潛力心象訓練法	栗田昌裕著	180元
⑭仙道術遁甲法	高藤聰一郎著	220元
⑮神通力的秘密	中岡俊哉著	180元
⑯仙人成仙術	高藤聰一郎著	200元
⑰仙道符咒氣功法	高藤聰一郎著	220元
⑱仙道風水術尋龍法	高藤聰一郎著	200元
⑲仙道奇蹟超幻像	高藤聰一郎著	200元
⑳仙道鍊金術房中法	高藤聰一郎著	200元
㉑奇蹟超醫療治癒難病	深野一幸著	220元
㉒揭開月球的神秘力量	超科學研究會	180元
㉓西藏密教奧義	高藤聰一郎著	250元
㉔改變你的夢術入門	高藤聰一郎著	250元

・養 生 保 健・電腦編號 23

①醫療養生氣功	黃孝寬著	250元
②中國氣功圖譜	余功保著	230元
③少林醫療氣功精粹	井玉蘭著	250元
④龍形實用氣功	吳大才等著	220元
⑤魚戲增視強身氣功	宮　嬰著	220元
⑥嚴新氣功	前新培金著	250元
⑦道家玄牝氣功	張　章著	200元
⑧仙家秘傳袪病功	李遠國著	160元
⑨少林十大健身功	秦慶豐著	180元
⑩中國自控氣功	張明武著	250元
⑪醫療防癌氣功	黃孝寬著	250元
⑫醫療強身氣功	黃孝寬著	250元
⑬醫療點穴氣功	黃孝寬著	250元
⑭中國八卦如意功	趙維漢著	180元
⑮正宗馬禮堂養氣功	馬禮堂著	420元
⑯秘傳道家筋經內丹功	王慶餘著	280元
⑰三元開慧功	辛桂林著	250元
⑱防癌治癌新氣功	郭　林著	180元
⑲禪定與佛家氣功修煉	劉天君著	200元
⑳顛倒之術	梅自強著	360元
㉑簡明氣功辭典	吳家駿編	360元
㉒八卦三合功	張全亮著	230元
㉓朱砂掌健身養生功	楊　永著	250元

㉔抗老功	陳九鶴著	230元

・社會人智囊・電腦編號24

①糾紛談判術	清水增三著	160元
②創造關鍵術	淺野八郎著	150元
③觀人術	淺野八郎著	180元
④應急詭辯術	廖英迪編著	160元
⑤天才家學習術	木原武一著	160元
⑥猫型狗式鑑人術	淺野八郎著	180元
⑦逆轉運掌握術	淺野八郎著	180元
⑧人際圓融術	澀谷昌三著	160元
⑨解讀人心術	淺野八郎著	180元
⑩與上司水乳交融術	秋元隆司著	180元
⑪男女心態定律	小田晉著	180元
⑫幽默說話術	林振輝編著	200元
⑬人能信賴幾分	淺野八郎著	180元
⑭我一定能成功	李玉瓊譯	180元
⑮獻給青年的嘉言	陳蒼杰譯	180元
⑯知人、知面、知其心	林振輝編著	180元
⑰塑造堅強的個性	坂上肇著	180元
⑱爲自己而活	佐藤綾子著	180元
⑲未來十年與愉快生活有約	船井幸雄著	180元
⑳超級銷售話術	杜秀卿譯	180元
㉑感性培育術	黃靜香編著	180元
㉒公司新鮮人的禮儀規範	蔡媛惠譯	180元
㉓傑出職員鍛鍊術	佐佐木正著	180元
㉔面談獲勝戰略	李芳黛譯	180元
㉕金玉良言撼人心	森純大著	180元
㉖男女幽默趣典	劉華亭編著	180元
㉗機智說話術	劉華亭編著	180元
㉘心理諮商室	柯素娥譯	180元
㉙如何在公司崢嶸頭角	佐佐木正著	180元
㉚機智應對術	李玉瓊編著	200元
㉛克服低潮良方	坂野雄二著	180元
㉜智慧型說話技巧	沈永嘉編著	180元
㉝記憶力、集中力增進術	廖松濤編著	180元
㉞女職員培育術	林慶旺編著	180元
㉟自我介紹與社交禮儀	柯素娥編著	180元
㊱積極生活創幸福	田中真澄著	180元
㊲妙點子超構想	多湖輝著	180元

・精 選 系 列・電腦編號25

①毛澤東與鄧小平	渡邊利夫等著	280元
②中國大崩裂	江戶介雄著	180元
③台灣・亞洲奇蹟	上村幸治著	220元
④7-ELEVEN高盈收策略	國友隆一著	180元
⑤台灣獨立（新・中國日本戰爭一）	森　詠著	200元
⑥迷失中國的末路	江戶雄介著	220元
⑦2000年5月全世界毀滅	紫藤甲子男著	180元
⑧失去鄧小平的中國	小島朋之著	220元
⑨世界史爭議性異人傳	桐生操著	200元
⑩淨化心靈享人生	松濤弘道著	220元
⑪人生心情診斷	賴藤和寬著	220元
⑫中美大決戰	檜山良昭著	220元
⑬黃昏帝國美國	莊雯琳譯	220元
⑭兩岸衝突（新・中國日本戰爭二）	森　詠著	220元
⑮封鎖台灣（新・中國日本戰爭三）	森　詠著	220元
⑯中國分裂（新・中國日本戰爭四）	森　詠著	220元

・運 動 遊 戲・電腦編號26

①雙人運動	李玉瓊譯	160元
②愉快的跳繩運動	廖玉山譯	180元
③運動會項目精選	王佑京譯	150元
④肋木運動	廖玉山譯	150元
⑤測力運動	王佑宗譯	150元

・休 閒 娛 樂・電腦編號27

①海水魚飼養法	田中智浩著	300元
②金魚飼養法	曾雪玫譯	250元
③熱門海水魚	毛利匡明著	480元
④愛犬的教養與訓練	池田好雄著	250元
⑤狗教養與疾病	杉浦哲著	220元
⑥小動物養育技巧	三上昇著	300元

・銀髮族智慧學・電腦編號28

①銀髮六十樂逍遙	多湖輝著	170元
②人生六十反年輕	多湖輝著	170元

③六十歲的決斷	多湖輝著	170元
④銀髮族健身指南	孫瑞台編著	250元

・飲 食 保 健・電腦編號 29

①自己製作健康茶	大海淳著	220元
②好吃、具藥效茶料理	德永睦子著	220元
③改善慢性病健康藥草茶	吳秋嬌譯	200元
④藥酒與健康果菜汁	成玉編著	250元
⑤家庭保健養生湯	馬汴梁編著	220元
⑥降低膽固醇的飲食	早川和志著	200元
⑦女性癌症的飲食	女子營養大學	280元
⑧痛風者的飲食	女子營養大學	280元
⑨貧血者的飲食	女子營養大學	280元
⑩高脂血症者的飲食	女子營養大學	280元

・家庭醫學保健・電腦編號 30

①女性醫學大全	雨森良彥著	380元
②初爲人父育兒寶典	小瀧周曹著	220元
③性活力強健法	相建華著	220元
④30歲以上的懷孕與生產	李芳黛編著	220元
⑤舒適的女性更年期	野末悅子著	200元
⑥夫妻前戲的技巧	笠井寬司著	200元
⑦病理足穴按摩	金慧明著	220元
⑧爸爸的更年期	河野孝旺著	200元
⑨橡皮帶健康法	山田晶著	180元
⑩33天健美減肥	相建華等著	180元
⑪男性健美入門	孫玉祿編著	180元
⑫強化肝臟秘訣	主婦の友社編	200元
⑬了解藥物副作用	張果馨譯	200元
⑭女性醫學小百科	松山榮吉著	200元
⑮左轉健康法	龜田修等著	200元
⑯實用天然藥物	鄭炳全編著	260元
⑰神秘無痛平衡療法	林宗駛著	180元
⑱膝蓋健康法	張果馨譯	180元
⑲針灸治百病	葛書翰著	250元
⑳異位性皮膚炎治癒法	吳秋嬌譯	220元
㉑禿髮白髮預防與治療	陳炳崑編著	180元
㉒埃及皇宮菜健康法	飯森薰著	200元
㉓肝臟病安心治療	上野幸久著	220元

㉔耳穴治百病　陳抗美等著　250元
㉕高效果指壓法　五十嵐康彥著　200元
㉖瘦水、胖水　鈴木園子著　200元
㉗手針新療法　朱振華著　200元
㉘香港腳預防與治療　劉小惠譯　200元
㉙智慧飲食吃出健康　柯富陽編著　200元
㉚牙齒保健法　廖玉山編著　200元

•超經營新智慧•電腦編號 31

①躍動的國家越南　林雅倩譯　250元
②甦醒的小龍菲律賓　林雅倩譯　220元

•心 靈 雅 集•電腦編號 00

①禪言佛語看人生　松濤弘道著　180元
②禪密教的奧秘　葉逯謙譯　120元
③觀音大法力　田口日勝著　120元
④觀音法力的大功德　田口日勝著　120元
⑤達摩禪106智慧　劉華亭編譯　220元
⑥有趣的佛教研究　葉逯謙編譯　170元
⑦夢的開運法　蕭京凌譯　130元
⑧禪學智慧　柯素娥編譯　130元
⑨女性佛教入門　許俐萍譯　110元
⑩佛像小百科　心靈雅集編譯組　130元
⑪佛教小百科趣談　心靈雅集編譯組　120元
⑫佛教小百科漫談　心靈雅集編譯組　150元
⑬佛教知識小百科　心靈雅集編譯組　150元
⑭佛學名言智慧　松濤弘道著　220元
⑮釋迦名言智慧　松濤弘道著　220元
⑯活人禪　平田精耕著　120元
⑰坐禪入門　柯素娥編譯　150元
⑱現代禪悟　柯素娥編譯　130元
⑲道元禪師語錄　心靈雅集編譯組　130元
⑳佛學經典指南　心靈雅集編譯組　130元
㉑何謂「生」　阿含經　心靈雅集編譯組　150元
㉒一切皆空　般若心經　心靈雅集編譯組　150元
㉓超越迷惘　法句經　心靈雅集編譯組　180元
㉔開拓宇宙觀　華嚴經　心靈雅集編譯組　180元
㉕真實之道　法華經　心靈雅集編譯組　130元
㉖自由自在　涅槃經　心靈雅集編譯組　130元

㉗沈默的教示　維摩經	心靈雅集編譯組	150元
㉘開通心眼　佛語佛戒	心靈雅集編譯組	130元
㉙揭秘寶庫　密教經典	心靈雅集編譯組	180元
㉚坐禪與養生	廖松濤譯	110元
㉛釋尊十戒	柯素娥編譯	120元
㉜佛法與神通	劉欣如編著	120元
㉝悟（正法眼藏的世界）	柯素娥編譯	120元
㉞只管打坐	劉欣如編著	120元
㉟喬答摩・佛陀傳	劉欣如編著	120元
㊱唐玄奘留學記	劉欣如編著	120元
㊲佛教的人生觀	劉欣如編譯	110元
㊳無門關（上卷）	心靈雅集編譯組	150元
㊴無門關（下卷）	心靈雅集編譯組	150元
㊵業的思想	劉欣如編著	130元
㊶佛法難學嗎	劉欣如著	140元
㊷佛法實用嗎	劉欣如著	140元
㊸佛法殊勝嗎	劉欣如著	140元
㊹因果報應法則	李常傳編	180元
㊺佛教醫學的奧秘	劉欣如編著	150元
㊻紅塵絕唱	海　若著	130元
㊼佛教生活風情	洪丕謨、姜玉珍著	220元
㊽行住坐臥有佛法	劉欣如著	160元
㊾起心動念是佛法	劉欣如著	160元
㊿四字禪語	曹洞宗青年會	200元
51妙法蓮華經	劉欣如編著	160元
52根本佛教與大乘佛教	葉作森編	180元
53大乘佛經	定方晟著	180元
54須彌山與極樂世界	定方晟著	180元
55阿闍世的悟道	定方晟著	180元
56金剛經的生活智慧	劉欣如著	180元

・經 營 管 理・電腦編號 01

◎創新經營管理六十六大計（精）	蔡弘文編	780元
①如何獲取生意情報	蘇燕謀譯	110元
②經濟常識問答	蘇燕謀譯	130元
④台灣商戰風雲錄	陳中雄著	120元
⑤推銷大王秘錄	原一平著	180元
⑥新創意・賺大錢	王家成譯	90元
⑦工廠管理新手法	琪　輝著	120元
⑨經營參謀	柯順隆譯	120元

⑩美國實業24小時	柯順隆譯	80元
⑪撼動人心的推銷法	原一平著	150元
⑫高竿經營法	蔡弘文編	120元
⑬如何掌握顧客	柯順隆譯	150元
⑰一流的管理	蔡弘文編	150元
⑱外國人看中韓經濟	劉華亭譯	150元
⑳突破商場人際學	林振輝編著	90元
㉒如何使女人打開錢包	林振輝編著	100元
㉔小公司經營策略	王嘉誠著	160元
㉕成功的會議技巧	鐘文訓編譯	100元
㉖新時代老闆學	黃柏松編著	100元
㉗如何創造商場智囊團	林振輝編譯	150元
㉘十分鐘推銷術	林振輝編譯	180元
㉙五分鐘育才	黃柏松編譯	100元
㉝自我經濟學	廖松濤編譯	100元
㉞一流的經營	陶田生編著	120元
㉟女性職員管理術	王昭國編譯	120元
㊱ＩＢＭ的人事管理	鐘文訓編譯	150元
㊲現代電腦常識	王昭國編譯	150元
㊳電腦管理的危機	鐘文訓編譯	120元
㊴如何發揮廣告效果	王昭國編譯	150元
㊵最新管理技巧	王昭國編譯	150元
㊶一流推銷術	廖松濤編譯	150元
㊷包裝與促銷技巧	王昭國編譯	130元
㊸企業王國指揮塔	松下幸之助著	120元
㊹企業精鋭兵團	松下幸之助著	120元
㊺企業人事管理	松下幸之助著	100元
㊻華僑經商致富術	廖松濤編譯	130元
㊼豐田式銷售技巧	廖松濤編譯	180元
㊽如何掌握銷售技巧	王昭國編著	130元
㊿洞燭機先的經營	鐘文訓編譯	150元
52新世紀的服務業	鐘文訓編譯	100元
53成功的領導者	廖松濤編譯	120元
54女推銷員成功術	李玉瓊編譯	130元
55ＩＢＭ人才培育術	鐘文訓編譯	100元
56企業人自我突破法	黃琪輝編著	150元
58財富開發術	蔡弘文編著	130元
59成功的店舖設計	鐘文訓編著	150元
61企管回春法	蔡弘文編著	130元
62小企業經營指南	鐘文訓編譯	100元
63商場致勝名言	鐘文訓編譯	150元

㊹迎接商業新時代	廖松濤編譯	100元
㊻新手股票投資入門	何朝乾　編	200元
㊼上揚股與下跌股	何朝乾編譯	180元
㊽股票速成學	何朝乾編譯	200元
㊾理財與股票投資策略	黃俊豪編著	180元
㊿黃金投資策略	黃俊豪編著	180元
⑪厚黑管理學	廖松濤編譯	180元
⑫股市致勝格言	呂梅莎編譯	180元
⑬透視西武集團	林谷燁編譯	150元
⑯巡迴行銷術	陳蒼杰譯	150元
⑰推銷的魔術	王嘉誠譯	120元
⑱60秒指導部屬	周蓮芬編譯	150元
⑲精銳女推銷員特訓	李玉瓊編譯	130元
⑳企劃、提案、報告圖表的技巧	鄭　汶　譯	180元
㉑海外不動產投資	許達守編譯	150元
㉒八百伴的世界策略	李玉瓊譯	150元
㉓服務業品質管理	吳宜芬譯	180元
㉔零庫存銷售	黃東謙編譯	150元
㉕三分鐘推銷管理	劉名揚編譯	150元
㉖推銷大王奮鬥史	原一平著	150元
㉗豐田汽車的生產管理	林谷燁編譯	150元

・成功寶庫・電腦編號 02

①上班族交際術	江森滋著	100元
②拍馬屁訣竅	廖玉山編譯	110元
④聽話的藝術	歐陽輝編譯	110元
⑨求職轉業成功術	陳　義編著	110元
⑩上班族禮儀	廖玉山編著	120元
⑪接近心理學	李玉瓊編著	100元
⑫創造自信的新人生	廖松濤編著	120元
⑮神奇瞬間瞑想法	廖松濤編譯	100元
⑯人生成功之鑰	楊意苓編著	150元
⑲給企業人的諍言	鐘文訓編著	120元
⑳企業家自律訓練法	陳　義編譯	100元
㉑上班族妖怪學	廖松濤編著	100元
㉒猶太人縱橫世界的奇蹟	孟佑政編著	110元
㉕你是上班族中強者	嚴思圖編著	100元
㉚成功頓悟100則	蕭京凌編譯	130元
㉜知性幽默	李玉瓊編譯	130元
㉝熟記對方絕招	黃靜香編譯	100元

㊲察言觀色的技巧	劉華亭編著	180元
㊳一流領導力	施義彥編譯	120元
㊵30秒鐘推銷術	廖松濤編譯	150元
㊶猶太成功商法	周蓮芬編譯	120元
㊷尖端時代行銷策略	陳蒼杰編著	100元
㊸顧客管理學	廖松濤編著	100元
㊹如何使對方說Yes	程　羲編著	150元
㊼上班族口才學	楊鴻儒譯	120元
㊽上班族新鮮人須知	程　羲編著	120元
㊾如何左右逢源	程　羲編著	130元
㊿語言的心理戰	多湖輝著	130元
55性惡企業管理學	陳蒼杰譯	130元
56自我啟發200招	楊鴻儒編著	150元
57做個傑出女職員	劉名揚編著	130元
58靈活的集團營運術	楊鴻儒編著	120元
60個案研究活用法	楊鴻儒編著	130元
61企業教育訓練遊戲	楊鴻儒編著	120元
62管理者的智慧	程　義編譯	130元
63做個佼佼管理者	馬筱莉編譯	130元
67活用禪學於企業	柯素娥編譯	130元
69幽默詭辯術	廖玉山編譯	150元
70拿破崙智慧箴言	柯素娥編譯	130元
71自我培育・超越	蕭京凌編譯	150元
74時間即一切	沈永嘉編譯	130元
75自我脫胎換骨	柯素娥譯	150元
76贏在起跑點—人才培育鐵則	楊鴻儒編譯	150元
77做一枚活棋	李玉瓊編譯	130元
78面試成功戰略	柯素娥編譯	130元
81瞬間攻破心防法	廖玉山編譯	120元
82改變一生的名言	李玉瓊編譯	130元
83性格性向創前程	楊鴻儒編譯	130元
84訪問行銷新竅門	廖玉山編譯	150元
85無所不達的推銷話術	李玉瓊編譯	150元

・處 世 智 慧・電腦編號 03

①如何改變你自己	陸明編譯	120元
⑥靈感成功術	譚繼山編譯	80元
⑧扭轉一生的五分鐘	黃柏松編譯	100元
⑩現代人的詭計	林振輝譯	100元
⑫如何利用你的時間	蘇遠謀譯	80元

⑬口才必勝術	黃柏松編譯	120元
⑭女性的智慧	譚繼山編譯	90元
⑯人生的體驗	陸明編譯	80元
⑱幽默吹牛術	金子登著	90元
⑲攻心說服術	多湖輝著	100元
⑳當機立斷	陸明編譯	70元
㉒如何交朋友	安紀芳編著	70元
㉔慧心良言	亦　奇著	80元
㉕名家慧語	蔡逸鴻主編	90元
㉘如何發揮你的潛能	陸明編譯	90元
㉙女人身態語言學	李常傳譯	130元
㉚摸透女人心	張文志譯	90元
㉜給女人的悄悄話	妮倩編譯	90元
㉞如何開拓快樂人生	陸明編譯	90元
㊱成功的捷徑	鐘文訓譯	70元
㊲幽默逗笑術	林振輝著	120元
㊳活用血型讀書法	陳炳崑譯	80元
㊴心　燈	葉于模著	100元
㊵當心受騙	林顯茂譯	90元
㊶心・體・命運	蘇燕謀譯	70元
㊷如何使頭腦更敏銳	陸明編譯	70元
㊸宮本武藏五輪書金言錄	宮本武藏著	100元
㊼成熟的愛	林振輝譯	120元
㊽現代女性駕馭術	蔡德華著	90元
㊾禁忌遊戲	酒井潔著	90元
52摸透男人心	劉華亭編譯	80元
53如何達成願望	謝世輝著	90元
54創造奇蹟的「想念法」	謝世輝著	90元
55創造成功奇蹟	謝世輝著	90元
57幻想與成功	廖松濤譯	80元
58反派角色的啟示	廖松濤編譯	70元
59現代女性須知	劉華亭編著	75元
62如何突破內向	姜倩怡編譯	110元
64讀心術入門	王家成編譯	100元
65如何解除內心壓力	林美羽編著	110元
66取信於人的技巧	多湖輝著	110元
68自我能力的開拓	卓一凡編著	110元
70縱橫交涉術	嚴思圖編著	90元
71如何培養妳的魅力	劉文珊編著	90元
72魅力的力量	姜倩怡編著	90元
75個性膽怯者的成功術	廖松濤編譯	100元

⑯人性的光輝	文可式編著	90元
⑲培養靈敏頭腦秘訣	廖玉山編著	90元
⑳夜晚心理術	鄭秀美編譯	80元
㉑如何做個成熟的女性	李玉瓊編著	80元
㉒現代女性成功術	劉文珊編著	90元
㉓成功說話技巧	梁惠珠編譯	100元
㉔人生的真諦	鐘文訓編譯	100元
㉕妳是人見人愛的女孩	廖松濤編著	120元
㉗指尖・頭腦體操	蕭京凌編譯	90元
㉘電話應對禮儀	蕭京凌編著	120元
㉙自我表現的威力	廖松濤編譯	100元
㉚名人名語啟示錄	喬家楓編著	100元
㉛男與女的哲思	程鐘梅編譯	110元
㉜靈思慧語	牧　風著	110元
㉝心靈夜語	牧　風著	100元
㉞激盪腦力訓練	廖松濤編譯	100元
㉟三分鐘頭腦活性法	廖玉山編譯	110元
㊱星期一的智慧	廖玉山編譯	100元
㊲溝通說服術	賴文琇編譯	100元

・健康與美容・電腦編號 04

③媚酒傳（中國王朝秘酒）	陸明主編	120元
⑤中國回春健康術	蔡一藩著	100元
⑥奇蹟的斷食療法	蘇燕謀譯	130元
⑧健美食物法	陳炳崑譯	120元
⑨驚異的漢方療法	唐龍編著	90元
⑩不老強精食	唐龍編著	100元
⑫五分鐘跳繩健身法	蘇明達譯	100元
⑬睡眠健康法	王家成譯	80元
⑭你就是名醫	張芳明譯	90元
⑲釋迦長壽健康法	譚繼山譯	90元
⑳腳部按摩健康法	譚繼山譯	120元
㉑自律健康法	蘇明達譯	90元
㉓身心保健座右銘	張仁福著	160元
㉔腦中風家庭看護與運動治療	林振輝譯	100元
㉕秘傳醫學人相術	成玉主編	120元
㉖導引術入門(1)治療慢性病	成玉主編	110元
㉗導引術入門(2)健康・美容	成玉主編	110元
㉘導引術入門(3)身心健康法	成玉主編	110元
㉙妙用靈藥・蘆薈	李常傳譯	150元

㉚萬病回春百科	吳通華著	150元
㉛初次懷孕的10個月	成玉編譯	130元
㉜中國秘傳氣功治百病	陳炳崑編譯	130元
㉟仙人長生不老學	陸明編譯	100元
㊱釋迦秘傳米粒刺激法	鐘文訓譯	120元
㊲痔・治療與預防	陸明編譯	130元
㊳自我防身絕技	陳炳崑編譯	120元
㊴運動不足時疲勞消除法	廖松濤譯	110元
㊵三溫暖健康法	鐘文訓編譯	90元
㊸維他命與健康	鐘文訓譯	150元
㊺森林浴—綠的健康法	劉華亭編譯	80元
㊼導引術入門(4)酒浴健康法	成玉主編	90元
㊽導引術入門(5)不老回春法	成玉主編	90元
㊾山白竹（劍竹）健康法	鐘文訓譯	90元
㊿解救你的心臟	鐘文訓編譯	100元
52超人氣功法	陸明編譯	110元
54借力的奇蹟(1)	力拔山著	100元
55借力的奇蹟(2)	力拔山著	100元
56五分鐘小睡健康法	呂添發撰	120元
57禿髮、白髮預防與治療	陳炳崑撰	120元
59艾草健康法	張汝明編譯	90元
60一分鐘健康診斷	蕭京凌編譯	90元
61念術入門	黃靜香編譯	90元
62念術健康法	黃靜香編譯	90元
63健身回春法	梁惠珠編譯	100元
64姿勢養生法	黃秀娟編譯	90元
65仙人瞑想法	鐘文訓譯	120元
66人蔘的神效	林慶旺譯	100元
67奇穴治百病	吳通華著	120元
68中國傳統健康法	靳海東著	100元
71酵素健康法	楊　皓編譯	120元
73腰痛預防與治療	五味雅吉著	130元
74如何預防心臟病・腦中風	譚定長等著	100元
75少女的生理秘密	蕭京凌譯	120元
76頭部按摩與針灸	楊鴻儒譯	100元
77雙極療術入門	林聖道著	100元
78氣功自療法	梁景蓮著	120元
79大蒜健康法	李玉瓊編譯	100元
81健胸美容秘訣	黃靜香譯	120元
82鍺奇蹟療效	林宏儒譯	120元
83三分鐘健身運動	廖玉山譯	120元

國家圖書館出版品預行編目資料

高效果指壓法／五十嵐康彥著，王苗花譯
——初版——臺北市，大展，民 87
面；21 公分——（家庭醫學保健；25）
ISBN 957-557-795-7 (平裝)

1. 指壓

413.93　　87000735

SHIATSU SAIKOU NO KIKASEKATA

Originally published in Japan in 1995 by KOSAIDO SHUPPAN CO., LTD..
Chinese translation rights arranged through TOHAN CORPORATION, TOKYO
and KEIO Cultural Enterprise CO., LTD

版權仲介：京王文化事業有限公司

高效果指壓法

ISBN 957-557-795-7

原 著 者／五十嵐康彥
編 譯 者／王　苗　花
發 行 人／蔡　森　明
出 版 者／大展出版社有限公司
社　　址／台北市北投區（石牌）致遠一路 2 段 12 巷 1 號
電　　話／(02) 28236031・28236033
傳　　真／(02) 28272069
郵政劃撥／0166955—1
登 記 證／局版臺業字第 2171 號
承 印 者／高星印刷品行
裝　　訂／日新裝訂所
排 版 者／千兵企業有限公司
電　　話／(02) 28812643
初版 1 刷／1998 年（民 87 年）2 月

定　　價／200 元

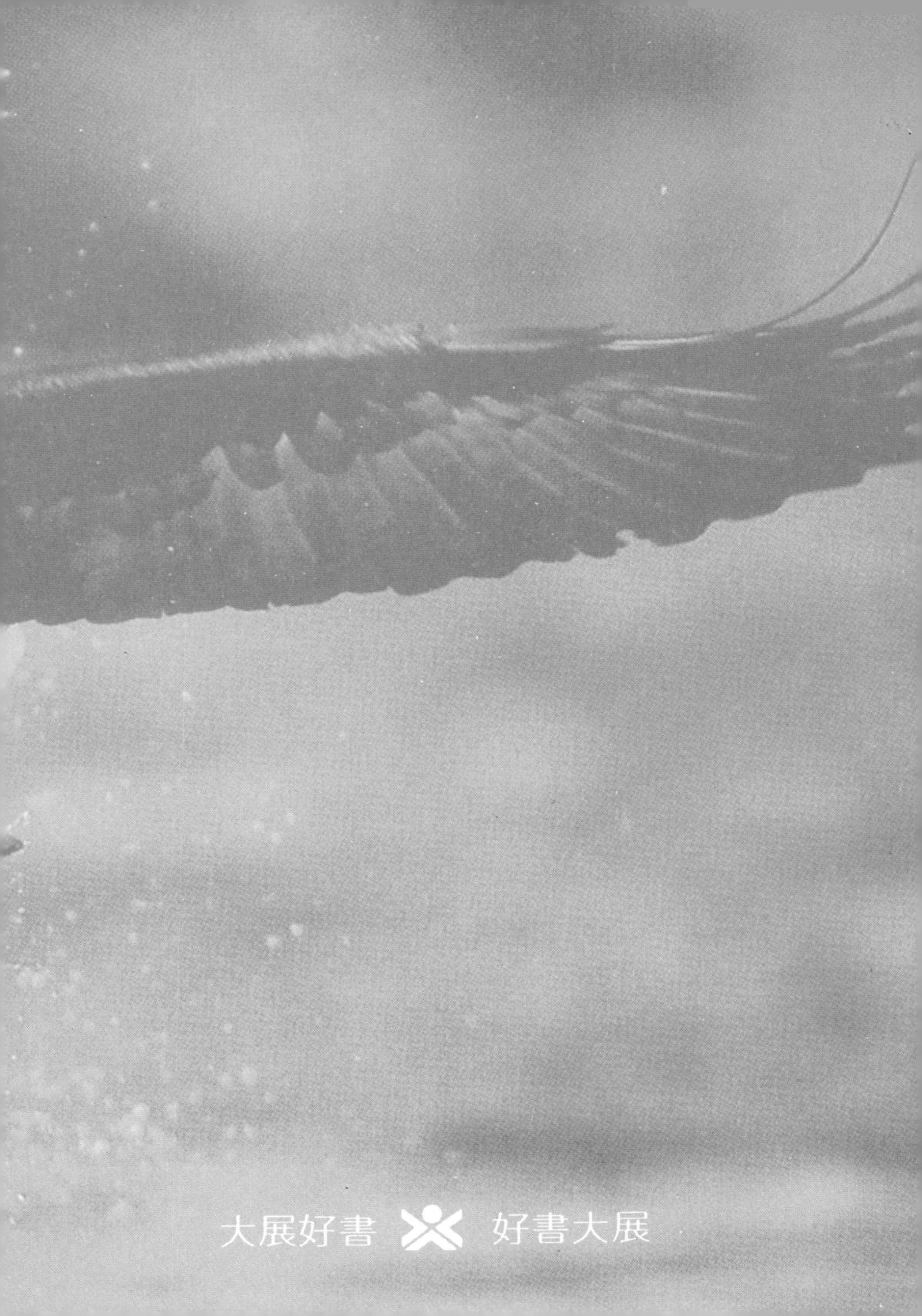
大展好書
好書大展